MEDIGUIDES

Guide pratique de l'hypertension artérielle

3e édition

Xavier Girerd
Sophie Digeos-Hasnier
Jean-Yves Le Heuzey

MMI ÉDITIONS

MASSON

Chez le même éditeur

Guide pratique de cancérologie, par J.-B. Méric, L. Zelek, D. Khayat. *Collection Médiguides*, 3e édition, 2004, 336 pages.

Guide pratique de dermatologie, par D. Wallach. *Collection Médiguides*, 2003, 2e édition 304 pages.

Guide pratique d'hématologie, par F. Garban, C. Barro. *Collection Médiguides*, 2003, 266 pages.

Guide pratique de médecine physique et réadaptation, par A. Thevenon et coll. *Collection Médiguides*, 2003, 272 pages.

Guide pratique du diabète, par A. Grimaldi et coll. *Collection Médiguides*, 2e édition réactualisée, 2003, 394 pages.

Guide pratique de la consultation en pédiatrie, par J.-P. Gallet, J. Valleteau De Mouillac, B. Chevallier. *Collection Médiguides*, 7e édition, 2002, 320 pages.

Guide pratique de pneumologie, par B. Dautzenberg. *Collection Médiguides*, 2002, 336 pages.

Guide pratique de psychogériatrie, par J.-P. Clément, N. Darthout. *Collection Médiguides*, 2002, 352 pages.

Guide pratique d'urologie, par B. Dufour. *Collection Médiguides*, 2002, 320 pages.

Guide pratique de cardiologie, par G. Jondeau, F. Beauvais, F. Chikli, C. Guiti. *Collection Médiguides*, 2002, 320 pages.

100 diagnostics à ne pas manquer, par É. Vidal-Cathala et C. Terlaud, 2003, 424 pages.

250 examens de laboratoire, par R. Caquet, 2003, 480 pages.

Vademecum des maladies virales, par A. Vabret, R. Verdon, J. Brouard. *Collection Aide-mémoire*, 2003, 336 pages.

Vademecum des urgences pédiatriques, par J. Lavaud. *Collection Aide-mémoire*, 2003, 336 pages.

Vademecum de la prescription en kinésithérapie, par É. Viel. *Collection Aide-mémoire*, 2003, 192 pages.

La polyarthrite rhumatoïde de l'adulte, par C.-J. Menkès et coll. *Collection Consulter/prescrire*, 2004, 160 pages.

Interpréter et traiter les douleurs épigastriques, par M.-A. Bigard. *Collection Consulter/prescrire*, 2003, 190 pages.

La consultation en gériatrie, par L. Hugonot-Diener. *Collection Consulter/prescrire*, 2003, 240 pages.

La maladie d'Alzheimer, par J. Touchon, F. Portet. *Collection Consulter/prescrire*, 2002, 174 pages.

L'ostéoporose, par P. Meunier, J.-F. Brantus, R. Chapurlat, G. Chevrel, É. Fontanges, E. Vignot. *Collection Consulter/prescrire*, 2002, 216 pages.

Guide pratique de l'hypertension artérielle

Xavier Girerd
Professeur des universités, praticien hospitalier
Service d'endocrinologie-métabolisme
Hôpital Pitié-Salpêtrière, Paris

Sophie Digeos-Hasnier
Cardiologue
Service de cardiologie
Clinique Saint-Jean-Languedoc, Toulouse

Jean-Yves Le Heuzey
Professeur des universités, praticien hospitalier
Service de cardiologie
Hôpital européen Georges Pompidou, Paris

Cet ouvrage tient compte des données les plus récentes
au moment de sa publication.
Tout lecteur doit cependant, sur le plan médico-légal, tenir compte
des éventuelles erreurs et/ou omissions,
et des possibles modifications des textes législatifs
actuellement en vigueur, et vérifier les indications, les posologies
et les précautions d'emploi des médicaments en se référant
aux notices officielles d'utilisation.

Cet ouvrage n'intègre pas les RMO.
*En effet, à ce jour, par décisions * du Conseil d'État,*
aucune sanction financière ne peut être prise
contre un médecin généraliste ou contre un médecin spécialiste
qui ne respecterait par les RMO.

(*) En date du 10 novembre 1999, pour les médecins généralistes.
En date du 28 juillet 1999, pour les médecins spécialistes.

ISBN : 2-294-01372-7

Masson S.A.S. – 21, rue Camille Desmoulins, 92789 Issy-les-Moulineaux cedex 9

Sommaire

DEUXIÈME PARTIE

TROISIÈME PARTIE

QUATRIÈME PARTIE

CINQUIÈME PARTIE

Avant-propos

Avec plus de 8 millions de patients traités en France, l'hypertension artérielle constitue le premier motif d'activité médicale du médecin généraliste et du cardiologue. De plus, comme 70 % des hypertendus traités sont âgés de plus de 60 ans, l'hypertension artérielle est aussi la pathologie associée la plus fréquente chez les patients qui sont pris en charge par d'autres médecins spécialistes.

Du fait de sa grande prévalence dès le début des années 1970, des recommandations de bonne pratique clinique ont été émises par les sociétés savantes et les organismes de santé publique pour justifier d'une prise en charge de l'hypertension artérielle et pour aider les cliniciens dans le traitement des patients hypertendus. Parce que la mise à jour régulière de ces recommandations prend en compte les dernières avancées des connaissances scientifiques, cette édition du *Guide pratique de l'hypertension artérielle* a pris ses sources dans les toutes dernières recommandations européennes et nord-américaines publiées en 2003. Toutefois, notre ouvrage a, au-delà de la mise à jour des connaissances scientifiques, l'ambition d'indiquer aux cliniciens les démarches pratiques à entreprendre lorsqu'une hypertension artérielle est suspectée, diagnostiquée puis traitée. Enfin, parce l'hypertension artérielle touche des patients ayant une véritable maladie chronique dont la prise en charge va s'effectuer sur plusieurs décennies, le guide pratique de l'hypertension fournit les réponses aux questions que le médecin peut se poser à différents stades de l'histoire médicale de l'hypertendu dont il s'occupe.

Nous souhaitons que cette troisième édition du *Guide pratique de l'hypertension artérielle*, qui a gardé la composition des précédentes éditions mais qui s'est enrichie des nombreuses connaissances récentes, reste un outil de la pratique quotidienne des professionnels de santé impliqués dans le soin des patients hypertendus.

Pr. Xavier Girerd, Dr. Sophie Digeos-Hasnier, Pr. Jean-Yves Le Heuzey

PREMIÈRE PARTIE

Diagnostic de l'hypertension artérielle

1 La mesure de la pression artérielle en consultation

• La mesure de la pression artérielle en consultation est indispensable au dépistage, au diagnostic et au suivi de l'hypertension artérielle.

• Pour permettre d'affirmer le diagnostic d'hypertension artérielle permanente et lors du suivi d'un hypertendu traité, il est nécessaire que le sujet soit au calme, au repos et soumis à une répétition de la mesure.

• L'utilisation d'appareils électroniques pour la mesure de la pression artérielle en consultation est une alternative à la méthode auscultatoire traditionnelle.

APPAREILLAGE

La mesure traditionnelle utilise la technique auscultatoire qui nécessite un manomètre, un brassard et un stéthoscope.

Les appareils électroniques utilisent une technique oscillométrique qui nécessite un brassard couplé à un boîtier qui comporte le capteur de pression et un compresseur qui permet le gonflage du brassard.

MANOMÈTRE

Il en existe deux types : le manomètre à colonne de mercure et le manomètre anéroïde.

Il faut de préférence choisir un manomètre à mercure au cabinet de consultation car celui-ci est plus précis (2 mmHg). Il doit être entretenu et vérifié au moins une fois par an.

Le manomètre anéroïde est plus facile à transporter et moins fragile. Il est très utile pour les mesures de pression artérielle (PA) au domicile du patient. Il doit être étalonné tous les ans avec un manomètre à mercure. La graduation de son cadran ne permet habituellement qu'une précision de la lecture de 5 mmHg.

APPAREIL ÉLECTRONIQUE

La disponibilité d'appareils électroniques pour la mesure de la pression artérielle conduit à proposer leur utilisation en consultation.

L'utilisation d'appareils ayant obtenu une validation clinique est recommandée.

Les moniteurs qui disposent d'un brassard positionné sur le bras ou sur le poignet sont utilisables. Pour les appareils de poignet, une valeur fiable n'est obtenue que lorsque le poignet est à la hauteur du cœur lors de la mesure.

Chez les sujets dont la fréquence cardiaque est irrégulière (extrasystoles, arythmie complète), la mesure réalisée par les appareils électroniques est parfois impossible. Des appareils spécifiques à une utilisation dans ces circonstances sont alors à utiliser.

Brassard

Ses dimensions doivent être adaptées à la taille du bras du patient pour obtenir une mesure fiable. En effet, si la poche gonflable est trop étroite et/ou trop courte, la PA sera surestimée.

Le brassard doit avoir une longueur au moins égale aux deux tiers de la longueur du bras et une largeur au moins égale aux deux tiers de sa circonférence. Par ailleurs, la longueur du brassard doit être supérieure au double de sa largeur.

En pratique courante, il faut posséder au moins trois tailles de brassard différentes (tableau 1-I).

Tableau 1.I – **Les différentes tailles de brassards**

Patient	Dimension	
Adulte normal	largeur	11-13 cm
	longueur	20-28 cm
Adulte obèse	largeur	16-20 cm
	longueur	32-42 cm
Enfant ou adulte avec un bras maigre	largeur	8-11 cm
	longueur	13-20 cm

CONDITIONS DE MESURE

L'observateur

Il doit se placer en face de la colonne de mercure et vérifier que :

- la colonne de mercure est verticale ;
- le niveau de mercure est à zéro lorsque le brassard est dégonflé ;
- son audition est compatible avec la détection des bruits auscultatoire.

Le sujet

Il doit être en position assise pour satisfaire les recommandations internationales, mais la mesure en position couchée donne des informations comparables à la mesure en position assise.

Le bras doit être dénudé en évitant que la manche du vêtement ne provoque un garrot sur l'artère humérale.

De nombreuses circonstances s'accompagnent de changements ponctuels de la pression artérielle :

- diminution de la pression lors de la digestion, dans la période de récupération d'un effort physique d'endurance, pendant le sommeil ;
- augmentation de la pression lors d'un changement de position, d'un stress psychologique, d'un effort physique même minime, d'une exposition au froid, pendant les 30 minutes suivant la prise d'une cigarette et au décours immédiat d'un épisode douloureux.

Pour permettre d'affirmer le diagnostic d'hypertension artérielle permanente et lors du suivi d'un hypertendu traité, les circonstances de la mesure de la PA doivent être standardisées.

Il est nécessaire que le sujet soit :

- au calme (pour éliminer l'élévation ponctuelle de la PA liée à un stress psychologique) ;
- au repos (pour éliminer l'élévation ponctuelle de la PA liée à un stress physique) ;
- soumis à une répétition de la mesure (pour éliminer une élévation non permanente de la PA).

En pratique clinique quotidienne au cabinet médical, il est recommandé de réaliser les mesures de la PA :

- après une période de repos total d'au moins 5 minutes ;
- à au moins deux occasions consécutives séparées d'au minimum 1 minute.

TECHNIQUE DE MESURE

POSITION DU BRASSARD

Le centre de la poche gonflable doit être mis sur le battement huméral. Le bord inférieur du brassard est placé 2 travers de doigts au-dessus de la fossette antécubitale.

POSITION DU STÉTHOSCOPE (MESURE AUSCULTATOIRE)

Le pavillon doit être positionné au niveau de la face antérieure du coude en regard du trajet de l'artère humérale. Pendant la mesure, le pavillon du stéthoscope ne doit pas être inséré sous la partie inférieure du brassard car la mesure peut se trouver faussement augmentée.

Le stéthoscope ne doit pas entrer en contact avec les tubulures car des bruits parasites peuvent engendrer une erreur de mesure.

MESURE TENSIONNELLE

Lors du gonflage du brassard, la disparition du pouls radial indique la PA systolique.

Le gonflage doit dépasser de 30 mmHg le point de disparition du pouls radial. Le dégonflage est réalisé à la vitesse de 2 mmHg par seconde.

L'auscultation permet d'entendre lors du dégonflage les cinq phases des bruits de Korotkoff :

- phase I : apparition des bruits ;

- phase II : bruits devenant soufflants ;
- phase III : bruits plus nets et plus claqués ;
- phase IV : assourdissement brutal des bruits ;
- phase V : disparition des bruits.

Lors de l'utilisation d'un appareil électronique, l'ensemble de la procédure de gonflage et dégonflage est automatisé. Il est possible de combiner une mesure auscultatoire lors d'une mesure automatisée. La lecture des valeurs de la PA est faite sur l'écran de l'appareil électronique lors du dégonflage à l'apparition et à la disparition des bruits de Korotkoff.

Détermination de la PA

La pression artérielle systolique correspond à la phase I des bruits de Korotkoff.

La pression artérielle diastolique correspond à la disparition des bruits de Korotkoff, c'est-à-dire à la phase V.

La précision pour la lecture de la mesure à 2 mmHg près est requise.

La mesure est répétée à deux reprises. S'il existe une différence de la PAS supérieure à 10 mmHg entre les deux valeurs, il faut réaliser une troisième mesure.

Entre chaque mesure, le brassard est totalement dégonflé.

Mesure en position debout

La mesure de la pression artérielle en position debout permet de dépister une hypotension orthostatique. Celle-ci est définie par une baisse de plus de 20 mmHg de la PAS entre la position couchée et la troisième minute de la position debout.

La fréquence de l'hypotension orthostatique augmente avec le vieillissement, lors de la prescription de certains médicaments (psychotropes, diurétiques à forte dose, alphabloquants), et lors de maladies neurologiques (syndrome extrapyramidal).

La recherche d'une hypotension orthostatique sera réalisée de façon systématique chez les sujets à risque et en cas symptôme clinique évocateur (pseudo-vertiges aux changements de position).

Cas particuliers

Différence de la tension entre les 2 bras

Lors de l'examen initial, la prise tensionnelle est réalisée aux deux bras pour dépister une asymétrie de la tension. Lorsqu'une différence entre les deux bras de plus de 30 mmHg sur la PAS est observée, il doit être suspecté une thrombose de l'artère sous-clavière ou de l'artère humérale.

Une différence de moins de 30 mmHg sur la PAS entre les mesures réalisées aux deux bras de façon consécutive peut être la conséquence de la variabilité physiologique de la PA. Pour confirmer celle-ci, une mesure simultanée aux deux bras en utilisant un appareil électronique à un bras et la mesure auscultatoire à l'autre bras doit indiquer une différence de PAS inférieure à 10 mmHg.

Absence de disparition des bruits de Korotkoff à la phase V

Dans certaines situations cliniques, il existe une absence de disparition des bruits de Korotkoff (femme enceinte ; hyperthyroïdie). La phase IV de Korotkoff est prise pour définir la PA diastolique.

Chez ces patients, l'utilisation de la méthode automatique oscillométrique permet une évaluation plus précise de la PA.

Mesure de la PA chez l'obèse

Chez le sujet avec une grande obésité, il est parfois impossible d'utiliser un brassard, même de grande taille, sur le bras car la compression de l'artère humérale n'est pas possible du fait de la morphologie du bras (bras court de forme conique).

Il faut alors positionner un brassard de taille standard ou de grande taille sur l'avant-bras et réaliser une évaluation de la PA systolique par méthode palpatoire (détection du pouls radial).

Mesure de la PA en cas de médiacalcose

La médiacalcose est une anomalie de l'artère caractérisée par des dépôts de calcium au niveau de la média. Cette anomalie se rencontre chez certains diabétiques, chez des dialysés chez des sujets très âgés.

Le diagnostic de médiacalcose est facilement posé par la réalisation d'une échographie vasculaire ou par la simple radiographie du membre supérieur (image d'artériographie sans injection de produit de contraste).

La médiacalcose rend l'artère humérale incompressible et la mesure indirecte de la PA est impossible. Dans cette circonstance, la mesure intra-artérielle de la PA est utile pour connaître le niveau de la PA. Au cours de la procédure de cathétérisme, il sera effectué des mesures indirectes (mesure oscillométrique et mesure auscultatoire) de façon simultanée afin de déterminer la différence entre la mesure indirecte et la mesure directe de la PA et permettre le suivi ultérieur du sujet.

En pratique

Matériel	
Manomètre	À colonne de mercure (recommandé) Automatique (méthode oscillométrique) méthode alternative admise Précision de la mesure recommandée à 2 mmHg près
Brassard	Adapté à la circonférence du bras. Bien centré sur l'artère, 3 cm au-dessus du coude Utilisation d'un brassard au poignet imposant une position précise du poignet à la hauteur du cœur
Stéthoscope	Positionné sur l'artère Ne touchant pas le brassard, ni les tubulures
Méthodologie	
Patient	Au repos depuis plus de 5 minutes En position assise (ou couchée)
Mesure	Gonfler le brassard 30 mmHg au-dessus du point de disparition du pouls radial Dégonfler de 2 mmHg/s Définir la PAS = audition des premiers bruits de Korotkoff (phase I) et la PAD = disparition de l'audition des bruits (phase V) Répéter la mesure à deux reprises à 1 minute d'intervalle en dégonflant totalement le brassard entre les mesures À faire aux deux bras lors de la première consultation (pour rechercher une asymétrie tensionnelle) puis par la suite au niveau d'un bras Rechercher une hypotension orthostatique (chez les sujets à risque)

2 | Définitions de l'HTA

• Les définitions de l'hypertension artérielle prennent en compte la PAS et/ou la PAD permettant le calcul de la pression pulsée (PP = PAS – PAD).
• Les seuils qui définissent une HTA sont différents selon la méthode de mesure utilisée.
• Des chiffres élevés à une seule occasion ne doivent pas conduire à la mise en route d'un traitement médicamenteux.

VALEURS DE PAS ET DE PAD ET RISQUE DE MALADIE CARDIOVASCULAIRE

Parmi les populations européennes, il existe un lien étroit entre la valeur de la PAS et le risque d'accident vasculaire cérébral (AVC), plus marqué que celui qui relie la PAS au risque d'événement coronaire. Toutefois, le risque global associé à l'élévation de la PA est plus important pour les événements coronaires que pour les AVC, ce qui témoigne d'une incidence supérieure des affections cardiaques en Europe.

La relation existant entre l'élévation de la PA et le risque cardiovasculaire est marquée par le fait que la PAS augmente régulièrement avec l'âge, alors que la PAD atteint un maximum vers l'âge de 60 ans chez l'homme et de 70 ans chez la femme pour ensuite s'abaisser progressivement. Ce phénomène est la conséquence du vieillissement des artères.

Comme les données d'essais randomisés et contrôlés montrent qu'il y a lieu de traiter aussi bien l'hypertension systolique que la forme purement diastolique, il est recommandé de se fonder sur les valeurs de PAS et de PAD pour classer les patients et évaluer les niveaux de risque.

VALEUR DE PP ET RISQUE DE MALADIE CARDIOVASCULAIRE

Des observations épidémiologiques indiquent qu'une pression pulsée (différence entre la PAS et la PAD) de valeur élevée est un meilleur facteur prédictif d'événement cardiovasculaire que la PAS ou la PAD considérées isolément. Pour un niveau de PAS supérieur à 140 mmHg, la valeur de la PAD est inversement corrélée avec le risque cardiovasculaire, particulièrement chez les sujets âgés de plus de 55 ans. Ainsi, une valeur de la PP supérieure à 65 mmHg constitue chez un sujet âgé de plus de 55 ans dont la PAS est supérieure à 140 mmHg un critère qui permet d'identifier un risque de complication cardiovasculaire particulièrement élevé. Malgré ces données, les recommandations actuelles n'attribuent pas à la valeur de la PP un rôle dans la définition de l'HTA.

DÉFINITIONS DE L'HTA SELON LE NIVEAU DE LA PAS ET DE LA PAD CHEZ L'ADULTE À LA CONSULTATION

La classification élaborée en 1999 par l'OMS et la Société internationale d'hypertension est aujourd'hui confirmée par les plus récentes recommandations de la Société européenne d'hypertension et de l'OMS en 2003.

Cette classification (tableau 2-I) est basée sur les valeurs de la PAS et de la PAD mesurées au cours d'une consultation en suivant les recommandations de bonne pratique de la mesure (sujet au repos, au calme et soumis à une répétition de la mesure).

Tableau 2.I – Classification de la pression artérielle en mmHg chez l'adulte

Classe	Systolique	Diastolique
PA optimale	< 120	< 80
PA normale	120-129	80-84
PA normale haute	130-139	85-89
Hypertension artérielle de grade 1 (légère)	140-159	90-99
Hypertension artérielle de grade 2 (modérée)	160-179	100-109
Hypertension artérielle de grade 3 (sévère)	≥ 180	≥ 110
Hypertension systolique isolée	≥ 140	< 90

Lorsque les pressions artérielles systoliques et diastoliques correspondent à des catégories différentes, le statut du sujet en ce qui concerne la pression artérielle doit être classé dans la catégorie la plus élevée.

En plus de cette classification de l'hypertension par grades sur la base des chiffres de la PAS et de la PAD, il est nécessaire de rechercher des facteurs de risque associés et une atteinte des organes cibles. Ces informations sont indispensables à l'estimation du risque cardiovasculaire global du patient et à la décision de mise en route d'un traitement.

La PA étant sujette à d'importantes variations, le diagnostic d'HTA se fonde sur plusieurs mesures de la PA effectuées en des occasions distinctes.

Pour affirmer le diagnostic de l'HTA permanente, la PA peut être évaluée par une *mesure ambulatoire* ou par une *automesure* selon les modalités décrites par ailleurs.

DÉFINITION DE L'HTA DE L'ENFANT

Les chiffres tensionnels doivent être comparés à des valeurs de référence établies en fonction de l'âge, du sexe et de la morphologie. On parle d'HTA quand les chiffres de PA dépassent le 95e percentile sur la courbe rapportée à l'âge et au sexe.

La classification par tranche d'âge de l'HTA de l'enfant est fournie tableau 19.I, page 90.

DÉFINITIONS DE L'HYPERTENSION ARTÉRIELLE EN CAS D'AUTOMESURE OU DE MESURE AMBULATOIRE (MAPA)

La relation continue existant entre les valeurs de PA et le risque cardiovasculaire rend arbitraire toutes définitions ou classification fondées sur les seuls chiffres de la PA. Au début des années 1970, il a été proposé que l'HTA soit définie comme « la valeur de PA au-delà de laquelle les interventions à visée diagnostique ou thérapeutique font plus de bien que de mal ». Ce concept montre que toute définition à fondement numérique doit être flexible et s'appuyer sur la mise en évidence d'un risque et sur l'existence de médicaments efficaces et bien tolérés.

Si le diagnostic de l'hypertension artérielle est porté sur les mesures de la pression artérielle réalisées en dehors du cabinet médical par MAPA ou par automesure, les valeurs qui définissent une hypertension artérielle sont différentes de celles retenues lorsque la mesure est réalisée au cours d'une consultation (tableau 2-II).

Tableau 2.II – Seuils de PA (mmHg) définissant l'HTA selon les modalités de mesure de PA

Modalité de mesure	Seuil
Mesure au cabinet médical	140/90
Pression artérielle en MAPA (sur 24 heures)	125/80
Automesure par le patient	135/85

DÉCOUVERTE D'UNE HTA ET DÉCISION DE MISE EN ROUTE D'UN TRAITEMENT

Aucune décision de mise en route d'un traitement médicamenteux ne doit être posée au décours de la première observation d'un niveau élevé de la PA en consultation.

Selon les nouvelles modalités de prise en charge de l'HTA, une intervention thérapeutique chez un individu considéré comme hypertendu n'est plus fixée uniquement sur les valeurs des chiffres de la PA obtenus en consultation mais est fonction du risque cardiovasculaire global encouru par le sujet. Ce risque peut augmenter pour une même valeur des chiffres de la PA chez les sujets ayant d'autres facteurs de risque cardiovasculaires (tabagisme, dyslipidémie, diabète).

Ainsi, selon la recommandation de l'ESH/ESC 2003 :

- si la PA n'est que légèrement élevée, il convient de répéter les mesures sur plusieurs mois, avant de débuter des moyens thérapeutiques médicamenteux ;
- si la PA est à un niveau plus marqué, s'il existe des signes de lésions organiques d'origine hypertensive ou si le risque cardiovasculaire est très élevé, des mesures itératives doivent être pratiquées sur une plus courte période, de l'ordre de quelques semaines à quelques jours avant de débuter un traitement antihypertenseur.

En pratique	
Définition de l'HTA	En consultation PAS/PAD > 140/90 mmHg En automesure PAS/PAD > 135/85 mmHg En MAPA sur 24 heures PAS/PAD > 125/80 mmHg
Diagnostic de l'HTA	Des chiffres élevés à une seule occasion ne doivent pas conduire à la mise en route d'un traitement médicamenteux
Décision de traiter	L'estimation du risque cardiovasculaire guide la décision thérapeutique en complément du niveau de la PA

3 | Mesure de la pression artérielle par MAPA

• La mesure de la pression artérielle en dehors du cabinet médical apporte des informations souvent décisives pour le diagnostic de l'hypertension artérielle et lorsque l'hypertension est résistante aux traitements.
• La mesure ambulatoire de la pression artérielle permet l'enregistrement des chiffres tensionnels au cours de la période d'activité et pendant le sommeil.
• Une valeur normale de la PA mesurée par MAPA est inférieure à 125/80 mmHg (moyenne sur 24 heures).

MÉTHODES DE MESURE

APPAREILS UTILISÉS

L'utilisation d'appareils validés cliniquement est indispensable. La plupart des appareils utilisent une méthode de mesure oscillométrique, mais lorsque la méthode auscultatoire est retenue, la position du microphone qui est inclus dans un brassard doit être rigoureusement en regard de l'artère humérale pour permettre une détection fiable de la PA. La liste des appareils validés cliniquement et recommandés par la Société européenne d'hypertension en 2001 est indiquée tableau 3-I.

Tableau 3.I – **Liste des appareils validés cliniquement et recommandés par la Société européenne d'hypertension en 2001**

Noms des appareils	Méthode	Validité *
CH-Druck	Auscultatoire	A/A
Daypress 500	Oscillométrique	A/B
Diasys Integra	Oscillométrique	B/B
Diasys Integra	Auscultatoire	B/A
ES-H531	Oscillométrique	B/B
ES-H531	Auscultatoire	A/A

Tableau 3.I – Liste des appareils validés cliniquement et recommandés par la Société européenne d'hypertension en 2001 (suite)

Meditech ABPM-04	Oscillométrique	B/B
Profilomat	Auscultatoire	B/B
QuietTrak	Auscultatoire	B/B
Save33 Model 2	Oscillométrique	B/B
Schiller BR-102	Auscultatoire	B/B
SL-90202	Oscillométrique	B/B
SL-90207	Oscillométrique	B/B
SL-90217	Oscillométrique	A/A
TM-2420 Model 6	Oscillométrique	B/B
TM-2420 Model 7	Oscillométrique	B/B
TM-2421	Oscillométrique	B/A
Takeda 2430	Oscillométrique	A/A

* Caractéristiques des principaux appareils de mesure ambulatoire de la pression artérielle validés selon les critères de la *British Hypertension Society* qui attribue une note de A à D pour la pression systolique et la pression diastolique. Seuls les appareils de niveau A ou B sont satisfaisants.

Recommandations pour l'enregistrement

Afin d'obtenir des mesures fiables et de bonne qualité, certaines recommandations doivent être respectées au cours de l'enregistrement :

- l'enregistrement se fait un jour d'activité habituelle et non un jour de repos ;
- le patient peut se livrer à ses activités normales, sous réserve d'éviter les efforts importants. Le bras doit rester étendu et immobile au moment où s'effectue la mesure ;
- l'intervalle entre les mesures automatisées sera d'au maximum 30 minutes, mais il est souhaitable de proposer une mesure toutes les 15 minutes de 7h00 à 22h00 ;
- pour une interprétation fiable de la MAPA, la connaissance de la période de sommeil est indispensable. L'intervalle 10h00 à 20h00 est considérée comme la période d'activité. L'intervalle 0h00 à 06h00 est considérée comme la période nocturne ;
- le patient doit noter ses différentes activités sur un relevé : lever, coucher, prise des repas, prise médicamenteuse, activités physiques, etc. ;
- le patient doit être éduqué de façon à savoir interrompre une mesure en cas de problèmes et à savoir remettre le brassard en place.

DONNÉES OBTENUES

Les principales données obtenues sont les suivantes :

- totalité des valeurs de pression artérielle et de fréquence cardiaque avec leurs horaires ;
- moyenne de la PAS et de la PAD sur vingt-quatre heures, sur la période diurne et sur la période nocturne (un minimum de 50 mesures est recommandé pour réaliser la moyenne sur 24 heures) ;
- valeurs maximales et minimales de PAS et de PAD avec leurs horaires ;
- approche de la variabilité tensionnelle grâce au calcul de la déviation standard.

À partir de ces données, on définit (figures 3-1 et 3-2) :

Figure 3-1 : Inversion du cycle nycthéméral sur une MAPA

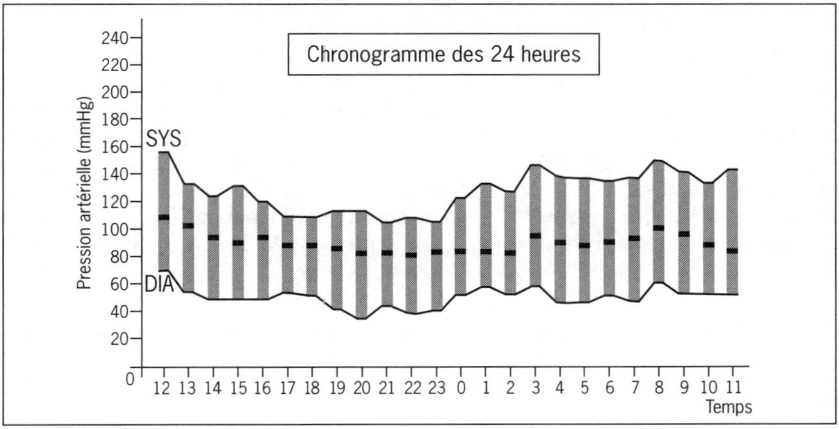

Figure 3-2 : Pic tensionnel matinal sur une MAPA

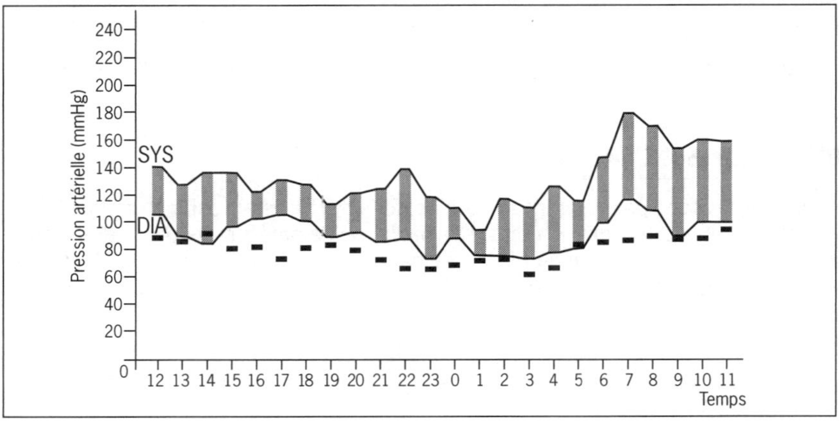

- le chronogramme des vingt-quatre heures qui visualise les différentes mesures enregistrées de façon chronologique et permet de voir les variations nycthémérales de la PA. C'est la courbe la plus importante ;
- les histogrammes de fréquence donnant sous forme de courbe gaussienne la distribution des différents niveaux de pression ;
- les percentiles qui permettent de connaître le nombre de mesures supérieures à un niveau choisi et de comparer les valeurs du patient à des valeurs de référence.

INTERPRÉTATIONS DES DONNÉES

Selon les recommandations de la Société européenne d'hypertension de 2003, la décision clinique peut être fondée sur les valeurs moyennes mesurées sur 24 heures ou sur les chiffres diurnes ou nocturnes, mais il est préférable de se référer à la pression artérielle moyenne des 24 heures. Les autres données susceptibles d'être fournies par la MAPA (écarts types, rapport pic/vallée, indice de lissage) offrent un intérêt clinique potentiel, mais n'en sont encore qu'au stade de la recherche.

La pression artérielle enregistrée en ambulatoire est habituellement inférieure de plusieurs mmHg à celle mesurée au cabinet médical. Le tableau 3-II indique que dans la population générale, des chiffres de 140/90 mmHg au cabinet médical correspondent approximativement à des valeurs moyennes de 125/80 mmHg lors de l'enregistrement par MAPA sur 24 heures. Les chiffres diurnes et nocturnes se situent, respectivement, plusieurs mmHg au-dessus et en dessous des valeurs moyennes mesurées sur 24 heures ; les valeurs seuils sont toutefois plus difficiles à déterminer, car elles sont fortement influencées par le comportement du sujet au cours de la journée ou de la nuit.

Tableau 3.I – Seuils de PA (mmHg) définissant l'HTA selon les modalités de mesure de PA

Modalité de mesure	Seuil
Mesure au cabinet médical	140/90
Pression artérielle en MAPA	125/80
Automesure par le patient	135/85

Source : Recommandations pour la prise en charge de l'Hypertension 2003 (ESH/ESC) *J Hypertens* 2003 ; 21 : 1011-1053.

INDICATIONS DE LA MAPA

Si la MAPA ne peut pas remplacer les mesures effectuées au cabinet médical pour le dépistage de l'hypertension et pour le suivi de la majorité des hypertendus traités, il existe cependant des situations où la réalisation d'une MAPA apportera des informations déterminantes pour aider le médecin à prendre une décision associée au diagnostic et/ou au suivi du traitement.

Porter le diagnostic d'une hypertension

Lorsqu'une élévation tensionnelle est observée au cours d'une consultation médicale, le diagnostic d'hypertension artérielle permanente ne devrait pas être retenu avant d'avoir obtenu la confirmation de la persistance de l'anomalie :

- au calme (pour éliminer l'élévation ponctuelle de la PA liée à un stress psychologique) ;
- au repos (pour éliminer l'élévation ponctuelle de la PA liée à un stress physique) ;
- après répétition de la mesure (pour éliminer une élévation non permanente de la PA).

La MAPA permet de confirmer le diagnostic d'hypertension permanente, et d'établir le diagnostic des hypertensions nocturnes.

Les recommandations de la Société britannique d'hypertension de 2004 indiquent que la mesure ambulatoire et l'automesure de la PA possèdent une indication potentielle :

- lorsqu'il est observé lors des mesures de PA effectuées en consultation une variabilité inhabituelle de la PA qui peut faire suspecter une hypertension de la blouse blanche ;
- lorsqu'il est nécessaire d'obtenir une justification irréfutable d'une hypertension avant de débuter un traitement ;
- lorsqu'une hypertension nocturne est suspectée (hypotension orthostatique, syndrome extrapyramidal).

Chez l'hypertendu traité

Chez l'hypertendu traité par des antihypertenseurs, réaliser une automesure ou une mesure ambulatoire de la PA est parfois nécessaire avant de réaliser un renouvellement ou une modification des médicaments. En effet chez certains patients, la PA au cabinet médical n'est pas le reflet du niveau de la PA obtenue au cours de la vie quotidienne ou au repos au domicile. C'est pourtant la valeur de la PA obtenue au domicile par l'automesure ou au cours de l'activité quotidienne par la mesure ambulatoire qui possède la plus grande valeur pour prédire la survenue d'une complication vasculaire cérébrale ou cardiaque chez l'hypertendu traité.

Il a ainsi été récemment montré que chez les hypertendus traités, ceux dont la PA est élevée à la consultation mais normalisée au domicile (sujets avec effet blouse blanche) présentaient un risque de complication cardiovasculaire identique à celui des sujets dont la PA est normalisée en consultation et au domicile. En revanche, les hypertendus traités dont la PA est normalisée en consultation mais élevée au domicile (sujets avec hypertension masquée) présentent un risque de complication cardiovasculaire identique à celui des sujets dont la PA est élevée en consultation et au domicile (sujets avec hypertension non contrôlée).

Les recommandations de la Société britannique d'hypertension de 2004 indiquent que l'automesure ou la mesure ambulatoire de la pression artérielle possèdent chez l'hypertendu traité une indication potentielle :

- pour évaluer le niveau de la PA chez l'hypertendu qui apparaît en consultation comme « résistant » aux traitements médicamenteux antihypertenseurs ;
- pour évaluer la durée d'action sur les 24 heures de la prise d'un traitement médicamenteux prescrit en une prise par jour (mesure du matin en automesure ou mesures de fin de nuit en mesure ambulatoire).

En pratique	
Méthodologie	Appareil validé cliniquement Patient dans une journée d'activité normale Au moins 50 mesures enregistrées sur 24 heures
Seuil de normalité	HTA si moyenne des 24 heures supérieure à 125/80 mmHg
Indications	Diagnostic de l'hypertension permanente Surveillance de certains hypertendus traités (résistance aux traitements, durée d'action des antihypertenseurs) Recherche d'une hypertension nocturne (hypotension orthostatique, syndrome extra-pyramidal)

4 | Mesure de la pression artérielle par automesure

• L'automesure permet la mesure de la pression artérielle au domicile par le patient lui-même. Des instructions précises sont indispensables avant son utilisation. Sa simplicité d'usage la rend particulièrement utile pour confirmer le diagnostic de l'hypertension avant de débuter un traitement médicamenteux et lors du suivi de certains hypertendus.
• L'utilisation d'appareils validés cliniquement est indispensable.
• Le relevé d'automesure est réalisé avant la consultation selon la règle des 3 (3 mesures le matin, 3 mesures le soir, 3 jours de suite).

DÉFINITION ET INTÉRÊT DE L'AUTOMESURE TENSIONNELLE

L'automesure est la mesure consciente et volontaire de la PA par le sujet lui-même, par opposition avec les mesures par les appareils fixes dans les lieux publics et par opposition aux mesures ambulatoires.

Une enquête réalisée en France en 2002 indique qu'un peu plus d'un million de patients hypertendus possèdent un appareil pour mesurer sa tension.

La réalisation d'un relevé d'automesure par le patient lui-même est aujourd'hui considérée comme une technique utile pour affirmer le diagnostic d'une hypertension artérielle et pour aider à la surveillance d'une HTA traitée.

Selon les recommandations de l'ESH/ESC en 2003, l'automesure permet au médecin de disposer d'informations plus complètes en vue de sa prise de décision. Elle améliore l'observance du patient à l'égard du traitement prescrit.

APPAREILLAGE

Il existe plusieurs types d'appareils d'automesure :

- les tensiomètres positionnés sur le bras sont les plus fiables et sont ceux que le médecin doit recommander ;
- les tensiomètres positionnés sur le poignet semblent plus faciles à utiliser, mais ils nécessitent une utilisation plus stricte. Les chiffres tensionnels obtenus sont influencés par le degré de fléchissement du poignet et sa position par rapport au cœur ;
- les tensiomètres positionnés sur le doigt ne sont pas fiables et sont à éviter.

L'utilisation d'un appareil validé cliniquement est indispensable. L'Afssaps (Agence française de sécurité sanitaire des produits de santé) a mis en place un contrôle des appareils d'automesure tensionnelle commercialisés en France. La liste des appareils recommandés est régulièrement mise à jour et disponible sur Internet (www.afssaps.sante.fr et www.comitehta.org).

La liste de l'Afssaps (février 2004) des appareils ayant obtenu une validation clinique est fournie tableau 4-I.

Tableau 4.I – Liste de l'Afssaps (février 2004) des appareils ayant obtenu une validation clinique

Modèles avec brassard sur le bras	Modèles avec brassard sur le poignet
A & D UA 702	*A & D UB 322*
A & D UA 767	*A & D UB 401*
A & D UA 767 PC	*AutoProcess BP-3BEO-2*
A & D UA 777	*Beurer BC 41*
A & D UA 779	*Beurer BC 42*
A & D UA 787	*Beurer VC 12*
Cooper BP-3BTO-A	*BRAUN BP 2005*
HARTMANN Tensoval Comfort Brassard normal souple	*BRAUN BP 2008*
HARTMANN Tensoval Comfort Brassard préformé	*BRAUN BP 2510*
Magnien BP-3BTO-A	*BRAUN BP 2550*
Marque Verte Digitensio BP-3BTO-A	*BRAUN BP 2590*
Microlife BP-2BHO	*Cooper BP-3BEO-2*
Microlife BP-3AA1-2	*HARTMANN Tensoval Mobil*
Microlife BP-3AC1-1	*HEALTH & LIFE 85 449*
Microlife BP-3AG1	*HL 148*
Microlife BP-3BAO	*K-JUMP KP-6120*
Microlife BP-3BTO-1	*Magnien BP-3BEO-2*
Microlife BP-3BTO-A	*Marque Verte Digitensio BP-3BEO-2*
Nissei DS 181	*Microlife BP-3BEO-2*
OMRON 705IT (HEM-759P-E)	*Microlife BP-3BU1-3*
OMRON M5-I (HEM-757-E)	Microlife BP-3BU1-5

Tableau 4.I – Liste de l'Afssaps (février 2004) des appareils ayant obtenu une validation clinique

OMRON 705CP (HEM-705-CP-E)	*NISSEI WS 500*
Omron HEM-711A-E	*OMRON 637IT (HEM-637-E)*
Omron HEM-737	*OMRON R5-I (HEM-630-E)*
Omron HF 305	*OMRON RX-I (HEM-632-E)*
Omron M4 (HEM-722C1-E)	*TEFAL tensio sense 400 b*
SPEIDEL & KELLER OSZ5 EASY	*Thuasne BP-3AF1-3*
TEFAL tensio sense bras 400c	*Thuasne BP-3BU1-3*
Thuasne BP-3AA1-2	
Thuasne BP-3BA0	

CE QUE DOIT FAIRE LE PATIENT

La pratique de l'automesure est un acte simple mais pour être utile au médecin, les bonnes pratiques d'utilisation sont à respecter.

Les circonstances : mesurer au calme et au repos

Le but de l'automesure est d'effectuer des mesures de la tension dans les meilleures conditions de repos du système cardiovasculaire.

Il est déconseillé de réaliser des mesures dans un environnement bruyant, après un exercice physique intense, en fumant, dans un moment de stress ou de contrariété, en parlant ou en marchant.

Il est conseillé d'effectuer les mesures de tension en position assise, dans un environnement calme, après quelques minutes de repos.

Il est inutile de mesurer sa tension tous les jours, il est suffisant d'effectuer le relevé d'automesure dans les jours qui précèdent une visite chez le médecin.

Le nombre de mesures : la règle des « trois »

La tension peut beaucoup varier, même au cours d'une automesure. Il est nécessaire de multiplier les mesures pour mieux évaluer le niveau de tension au repos.

Il est conseillé d'effectuer :

- 3 mesures consécutives, le matin entre le lever et le petit-déjeuner, à quelques minutes d'intervalle ;
- 3 mesures consécutives, le soir entre le dîner et le coucher, à quelques minutes d'intervalle ;
- pendant 3 jours de suite.

Relevé d'automesure

Tous les chiffres sont nécessaires pour permettre une interprétation par le médecin. En aucun cas certains chiffres jugés comme trop bas ou trop élevés ne sont à éliminer par le patient.

Si l'appareil ne comporte pas de mémoire électronique, il est indispensable que chaque mesure soit notée sur le « relevé d'automesure ».

INTERPRÉTATION PAR LE MÉDECIN

Récupération du relevé d'automesure

Elle permet de vérifier le bon suivi de la règle des « trois » et de connaître les traitements suivis au cours de la période du relevé.

Calcul de la moyenne des mesures

C'est la moyenne d'au moins 12 mesures sur les 18 mesures réalisées sur 3 jours, qui va permettre de juger du niveau de la tension artérielle avec l'automesure.

Si l'appareil comporte une mémoire électronique, le médecin pourra consulter l'ensemble des mesures réalisées.

Tous les chiffres sont nécessaires pour réaliser la moyenne des mesures. En aucun cas certains chiffres jugés comme trop bas ou trop élevés ne sont à éliminer, sauf en cas de mauvais fonctionnement de l'appareil.

Interprétation des chiffres de la PA

La PA obtenue au cours d'une automesure est souvent différente de celle mesurée par le médecin pendant une consultation :

Les données d'études prospectives récentes indiquent que les tensions moyennes obtenues par un relevé d'automesure permettent une meilleure évaluation du risque de complication cardiovasculaire que les chiffres tensionnels obtenus lors d'une consultation ponctuelle.

Alors que les valeurs de PA qui définissent l'hypertension au cabinet médical sont supérieures à 140/90 mmHg, celles qui définissent une hypertension en automesure sont de 135/85 mmHg pour la moyenne obtenue sur un relevé d'au moins 3 jours consécutifs (tableau 4-II).

Chez un hypertendu traité, un contrôle optimal de la PA conduit à observer en automesure des chiffres en moyenne à 110/70 mmHg. Des valeurs entre 90 et 100 mmHg pour la PAS et entre 60 et 70 mmHg pour la PAD sont donc à considérer comme satisfaisantes et ne doivent pas conduire à une diminution ou un arrêt du traitement antihypertenseur.

Tableau 4.II – **Seuils de PA (mmHg) définissant l'HTA selon les modalités de mesure de PA**

Modalité de mesure	Seuil
Mesure au cabinet médical	140/90
Pression artérielle en MAPA (sur 24 heures)	125/80
Automesure par le patient	135/85

Source : Recommandations pour la prise en charge de l'Hypertension 2003 (ESH/ESC) *J Hypertens* 2003 ; 21 : 1011-1053.

INDICATIONS

Si l'automesure tensionnelle ne peut pas remplacer les mesures effectuées au cabinet médical pour le dépistage de l'hypertension et pour le suivi de la majorité des hypertendus traités, il existe cependant des situations où sa réalisation apportera des informations déterminantes pour aider le médecin à prendre une décision associée au diagnostic et/ou au suivi du traitement.

POUR PORTER LE DIAGNOSTIC D'UNE HYPERTENSION

L'automesure de la PA permet de confirmer le diagnostic d'hypertension permanente, si elle est réalisée dans de bonnes conditions (au calme, après un repos de quelques minutes, avec répétition des mesures sur plusieurs jours).

Les recommandations de la Société britannique d'hypertension de 2004 indiquent que l'automesure ou la mesure ambulatoire de la pression artérielle possèdent une indication potentielle :

- lorsqu'il est observé lors des mesures de PA effectuées en consultation une variabilité inhabituelle de la PA qui peut faire suspecter une hypertension de la blouse blanche ;
- lorsqu'il est nécessaire d'obtenir une justification irréfutable d'une hypertension avant de débuter un traitement.

CHEZ L'HYPERTENDU TRAITÉ

Chez l'hypertendu traité par des antihypertenseurs, réaliser une automesure ou une mesure ambulatoire de la PA est parfois nécessaire avant de réaliser un renouvellement ou une modification des médicaments. En effet chez certains patients, la PA au cabinet médical n'est pas le reflet du niveau de la PA obtenue au cours de la vie quotidienne ou au repos au domicile. C'est pourtant la valeur de la PA obtenue au domicile par l'automesure ou au cours de l'activité quotidienne par la mesure ambulatoire qui possède la plus grande valeur pour prédire la survenue d'une complication vasculaire cérébrale ou cardiaque chez l'hypertendu traité.

Il a ainsi été récemment montré que chez les hypertendus traités, ceux dont la PA est élevée à la consultation mais normalisée au domicile (sujets avec effet blouse blanche) présentaient un risque de complication cardiovasculaire identique à celui des sujets dont la PA est normalisée en consultation et au domicile. En revanche, les hypertendus traités dont la PA est normalisée en consultation mais élevée au domicile (sujets avec hypertension masquée) présentent un risque de complication cardiovasculaire identique à celui des sujets dont la PA est élevée en consultation et au domicile (sujets avec hypertension non contrôlée).

Les recommandations de la Société britannique d'hypertension de 2004 indiquent que l'automesure ou la mesure ambulatoire de la pression artérielle possèdent chez l'hypertendu traité une indication potentielle :

- pour évaluer le niveau de la PA chez l'hypertendu qui apparaît en consultation comme « résistant » aux traitements médicamenteux antihypertenseurs ;
- pour évaluer la durée d'action sur les 24 heures de la prise d'un traitement médicamenteux prescrit en une prise par jour (mesure du matin en automesure ou mesures de fin de nuit en mesure ambulatoire).

Chez l'hypertendu traité, la possibilité de réaliser un relevé d'automesure régulièrement, en particulier dans les jours qui précèdent une consultation médicale, devrait imposer l'utilisation préférentielle de l'automesure par rapport à la mesure ambulatoire de la PA dans la prise en charge des patients qui ont été identifiés comme présentant un « effet blouse blanche » ou une « fausse résistance aux traitements ».

CONTRE-INDICATIONS CHEZ L'HYPERTENDU TRAITÉ

L'automesure ne doit pas être proposée :

- aux patients ayant un handicap rendant impossible la mesure sans l'aide d'une tierce personne (impossibilité de mise en place du brassard, de lecture des résultats, incompréhension dans l'utilisation de l'appareillage) ;
- aux sujets très anxieux chez lesquels la connaissance de valeurs élevées de la PA peut conduire à une réaction d'alarme importante ;
- à certains sujets à la psychologie peu propice à l'autosurveillance de paramètres relatifs à leur santé (multiplication intempestive des mesures, modifications du traitement).

LE RELEVÉ D'AUTOMESURE (document pour le patient) (fig. 4-1)

Figure 4-1 : Exemple d'un relevé d'automesure

RELEVÉ D'AUTOMESURE

Utilisez votre appareil en position assise :
– le matin avant le petit-déjeuner
– le soir entre le dîner et le coucher

Inscrire tous les chiffres qui apparaissent sur l'écran du tensiomètre pour la pression systolique et diastolique.
Systolique = pression systolique = pression maximum / Diastolique = pression diastolique = pression minimum

	Jour 1		Jour 2		Jour 3	
	SYSTOLIQUE	DIASTOLIQUE	SYSTOLIQUE	DIASTOLIQUE	SYSTOLIQUE	DIASTOLIQUE
Matin						
Mesure 1						
Mesure 2						
Mesure 3						
Soir						
Mesure 1						
Mesure 2						
Mesure 3						

MOYENNE SYSTOLIQUE	MOYENNE DIASTOLIQUE

Nom : ____________ **Prénom :** ____________
Période du relevé : du ____________ **au** ____________
Traitement : ____________

En pratique	
Méthodologie	Appareil validé cliniquement (liste Afssaps) Patient assis au calme et au repos Application de la « règle des 3 » : 3 mesures le matin, 3 mesures le soir, 3 jours de suite
Seuil de normalité	HTA si moyenne de PA sur 3 jours supérieure à 135/85 mmHg
Indications	Diagnostic de l'hypertension permanente Surveillance de certains hypertendus traités (résistance aux traitements, durée d'action des antihypertenseurs)

5 | Les HTA de diagnostic contradictoire : « effet blouse blanche », « HTA isolée de consultation », « HTA masquée »

• Les situations de discordance dans le relevé des mesures tensionnelles sont retrouvées lorsqu'une mesure tensionnelle en dehors du contexte médical est réalisée (automesure ou MAPA).

• L'« effet blouse blanche » est une élévation de la PA mesurée au début d'une consultation et qui se normalise après quelques minutes de repos.

• Le diagnostic d'hypertension « isolée de consultation » est porté, par définition, lorsqu'il est observé une élévation de la PA au cabinet médical (≥ 140/90 mmHg) alors que les chiffres tensionnels relevés en dehors du contexte médical sont normaux (automesure < 135/85 mmHg ou MAPA sur 24 heures < 125/80 mmHg).

• Le diagnostic d'hypertension « masquée » est porté, par définition, lorsqu'il est observé une PA normale au cabinet médical (< 140/90 mmHg) alors que les chiffres tensionnels relevés en dehors du contexte médical (automesure ou MAPA) sont élevés.

DISCORDANCE DANS LE DIAGNOSTIC D'HTA

Chez certains patients, la PA mesurée au cabinet médical est différente de celle mesurée en dehors du contexte médical par automesure ou MAPA. Les situations de discordance dans le relevé des mesures tensionnelles sont (tableau 5-I) :

- une élévation de la PA au cabinet médical (≥ 140/90 mmHg) alors que les chiffres tensionnels relevés en dehors du contexte médical (automesure ou MAPA) sont normaux ; il s'agit d'une hypertension « isolée de consultation » bien que le terme « blouse blanche » soit souvent utilisé ;
- une PA normale au cabinet médical (< 140/90 mmHg) alors que les chiffres tensionnels relevés en dehors du contexte médical (automesure ou MAPA) sont élevés ; il s'agit d'une hypertension « masquée ».

Tableau 5.I – Diagnostic de l'HTA selon les méthodes de mesure de la PA

	PA consultation normale	PA consultation élevée
PA ambulatoire normale	Normotension	HTA isolée de consultation
PA ambulatoire élevée	HTA masquée	HTA permanente
PA consultation normale :	< 140/90 mmHg	
PA ambulatoire normale :	< 135/85 mmHg en automesure < 125/80 mmHg en MAPA sur 24 heures	

L'« EFFET BLOUSE BLANCHE » : UNE CONSÉQUENCE DU STRESS SUR LA PA

Une conséquence du stress induit par l'examen médical et/ou la mesure de la PA est de provoquer chez certains sujets une augmentation de la PA. Cette élévation de la PA qui se limite le plus souvent aux premières minutes de l'examen médical disparaît au repos et plus facilement si le sujet n'est pas en présence du médecin ou de l'infirmière.

L'« effet blouse blanche » est plus fréquent chez le sujet âgé dont les mécanismes qui régulent la variabilité à court terme de la PA sont altérés et chez les sujets dont les artères sont atteintes par l'artériosclérose (HTA traitée ancienne, vieillissement) ou par l'athérosclérose (diabète, dyslipidémie, tabagisme).

L'« effet blouse blanche » qui rend plus difficile le diagnostic d'une hypertension permanente ne doit pas être confondu avec l'hypertension « isolée de consultation » car elle se différencie de cette dernière par la possibilité de porter en consultation le diagnostic d'« effet blouse blanche » :

- l'« effet blouse blanche » est une élévation de la PA mesurée au début d'une consultation et qui se normalise après quelques minutes de repos.
- l'hypertension « isolée de consultation » est une élévation de la PA observée en consultation qui ne se normalise pas après quelques minutes de repos mais qui est normale en dehors du contexte médical (automesure ou MAPA).

Si l'« effet blouse blanche » peut s'observer chez un sujet qui n'est pas hypertendu, sa manifestation chez un hypertendu traité est souvent constatée, en particulier chez le sujet âgé.

Chez les sujets connus pour présenter un « effet blouse blanche », il est nécessaire de mesurer la PA en consultation après plusieurs minutes de calme et de repos. De façon idéale, la PA devra être mesurée en consultation, le sujet étant installé au calme et au repos en l'absence du médecin, à l'aide d'un appareil automatique comportant une programmation pour réaliser une mesure toutes les 2 minutes pendant une dizaine de minutes.

Chez un sujet qui présente un « effet blouse blanche », ce sont les chiffres de PA « les plus bas » enregistrés en consultation qui guideront l'adaptation des traitements. Une mauvaise tolérance du traitement antihypertenseur doit être suspectée chez ces patients lorsqu'une asthénie importante ou des troubles à l'orthostatisme sont signalés. Le risque d'hypotension en ambulatoire lié à un surtraitement est alors à évoquer. Les traitements anxiolytiques ou antidépresseurs ne sont pas indiqués.

L'HYPERTENSION « ISOLÉE DE CONSULTATION »

L'hypertension « isolée de consultation », aussi appelée hypertension « blouse blanche », est un phénomène complexe dont la physiopathologie n'est pas parfaitement connue. Elle n'est pas la conséquence du stress, mais cette anomalie est parfois associée à une hypertonie sympathique qui peut s'accompagner de troubles métaboliques (dyslipidémie) et de lésions d'organes cibles (hypertrophie ventriculaire gauche, microalbuminurie).

Le diagnostic d'hypertension « isolée de consultation » est porté, par définition, lorsqu'il est observé une élévation de la PA au cabinet médical (≥ 140/90 mmHg) alors que les chiffres tensionnels relevés en dehors du contexte médical sont normaux (automesure < 135/85 mmHg ou MAPA sur 24 heures < 125/80 mmHg).

L'hypertension « isolée de consultation » concerne environ 10 % de la population générale mais sa prévalence dans certains groupes d'hypertendus est plus élevée. Ainsi, chez des hypertendus âgés de plus de 60 ans, elle atteint 25 %.

Dans l'hypertension « isolée de consultation », l'élévation tensionnelle qui est présente au cours de chaque consultation ne disparaît pas avec le repos, se reproduit à chaque consultation.

Des données épidémiologiques récentes indiquent que les sujets avec une hypertension « isolée de consultation » ont un risque cardiovasculaire identique à celui des normotendus. Chez les sujets sans signe d'atteinte des organes cibles, les traitements antihypertenseurs ne sont pas indiqués. Chez les sujets avec des anomalies métaboliques, une prise en charge de ces troubles est justifiée.

Les antihypertenseurs ne sont habituellement pas efficaces pour s'opposer à l'élévation tensionnelle observée dans l'hypertension « isolée de consultation ». Les bêtabloquants n'ont en particulier aucune action particulière sur cette forme d'élévation tensionnelle. Les traitements anxiolytiques ou antidépresseurs ne sont pas indiqués. En revanche, la mauvaise tolérance d'un traitement antihypertenseur avec une asthénie importante ou des troubles à l'orthostatisme sont des signes cliniques qui doivent faire rechercher chez un hypertendu traité la possibilité d'une hypertension « blouse blanche ». En effet, le risque d'hypotension en ambulatoire lié à un surtraitement est toujours à craindre chez ces sujets.

La principale difficulté lorsque le diagnostic d'hypertension « isolée de consultation » est porté est d'organiser le suivi de ces sujets. En effet, une proportion de ces individus développera une hypertension artérielle permanente. L'automesure est le moyen le plus simple de surveillance de ces patients. Un relevé d'automesure est à proposer tous les 6 mois pendant les deux années suivant le diagnostic initial.

L'HYPERTENSION « MASQUÉE »

Le diagnostic d'hypertension « masquée » est porté, par définition, lorsqu'il est observé une PA normale au cabinet médical (< 140/90 mmHg) alors que les chiffres tensionnels relevés en dehors du contexte médical (automesure ou MAPA) sont élevés.

L'hypertension « masquée » est un phénomène dont la physiopathologie n'est pas connue.

Elle concerne environ 10 % de la population générale et sa prévalence chez des hypertendus traités par antihypertenseurs et âgés de plus de 60 ans est de 9 %.

Des données épidémiologiques récentes indiquent que les sujets avec une hypertension « masquée » ont un risque cardiovasculaire identique à celui des hypertendus traités mais non contrôlés en consultation et à domicile. Cette population d'hypertendus présente un risque de complications cardiovasculaires qui dépend du niveau de la PA évaluée au domicile.

Les données épidémiologiques et thérapeutiques sont encore insuffisantes pour recommander un dépistage systématique de l'hypertension « masquée » chez les hypertendus traités, toutefois si le diagnostic est porté, il peut être suggéré d'obtenir un meilleur contrôle de la PA chez ces sujets.

En pratique	
Définition	« Effet blouse blanche » : PA liée au stress, normalisation au repos en consultation Hypertension « isolée de consultation » : PA élevée en consultation et normale au domicile Hypertension « masquée » : PA normale en consultation et élevée au domicile
Décision	« Effet blouse blanche » : PA de consultation « basse » guide le traitement Hypertension « isolée de consultation » : PA au domicile guide le traitement Hypertension « masquée » : PA au domicile guide le traitement
Traitement	« Effet blouse blanche » : diminution du traitement antihypertenseur Hypertension « isolée de consultation » : pas de traitement antihypertenseur Hypertension « masquée » : augmentation du traitement antihypertenseur

DEUXIÈME PARTIE

Évaluation initiale de l'hypertendu

6 | Examen clinique de l'hypertendu

• L'examen clinique de l'hypertendu est le plus souvent normal. Mais il est indispensable au début de la prise en charge car il oriente vers l'étiologie et au cours du suivi car il permet le dépistage d'une complication.

INTERROGATOIRE

Il précise le contexte, les caractéristiques de l'HTA et les symptômes ressentis.

Ancienneté, évolutivité de l'HTA

Il s'agit d'une donnée essentielle car on sait que plus l'HTA est récente et/ou d'ascension rapide, plus la probabilité de trouver une étiologie curable est grande.

Il faut s'attacher à connaître des chiffres de PA antérieurs (service militaire, médecine du travail, grossesse, contraception orale, etc.).

Grade de l'HTA et calcul du risque cardiovasculaire

En fonction du niveau de la PA, on définira le grade de l'HTA.

En fonction du niveau de la PA, de la présence de facteurs de risques et/ou d'atteintes des organes cibles, on définira le risque cardiovasculaire.

Traitements antihypertenseurs antérieurs

On précise :

- la classe pharmacologique : diurétique, β-bloquant, antagoniste calcique, alphabloquant, antihypertenseur central, inhibiteur de l'enzyme de conversion, antagoniste de l'angiotensine 2 ;
- la posologie quotidienne ;
- le nombre de prises quotidiennes et la répartition au cours de la journée ;
- les intolérances avec d'anciens traitements.
- l'efficacité des traitements antérieurs.

Les symptômes rencontrés dans l'HTA

Les symptômes associés aux élévations de la PA sont le plus souvent absents.

Certains troubles doivent faire évoquer la possibilité d'une HTA :

- la céphalée lorsqu'elle est plutôt pulsatile dès le réveil ou au contraire favorisée par les efforts physiques ou les émotions. Elle peut s'accompagner de palpitations ou de bouffées vasomotrices du visage ;
- l'épistaxis lorsqu'il n'est pas retrouvé une cause ORL ou hématologique. L'abondance du saignement n'est pas associée à une plus grande gravité de l'HTA ni à un risque plus important de complications viscérales ;
- les signes ORL tels que les acouphènes et les sensations vertigineuses, non spécifiques de l'HTA et le traitement de celle-ci ne conduit pas toujours à la disparition de ces symptômes ;
- une asthénie, un amaigrissement récent qui s'accompagnent d'une pollakiurie d'une soif nocturne, de troubles de la vision, de céphalées, de vomissements faisant rechercher une HTA maligne, en particulier lorsque les chiffres de PAD sont très élevés (PAD > 130 mmHg).

Dans la pratique, les symptômes rencontrés chez les hypertendus ne possèdent pas une bonne valeur de prédiction vis-à-vis du diagnostic d'HTA.

C'est par la mesure systématique et régulière de la PA chez l'adulte, tous les 5 ans entre 20 et 40 ans, tous les 2 ans entre 40 et 50 ans puis tous les ans après 50 ans que l'HTA est dépistée. Chez l'hypertendu traité, la survenue de « symptômes » de l'HTA fait évoquer un déséquilibre de la PA et doit conduire à réaliser des enregistrements de la PA en dehors du cabinet médical (automesure ou MAPA). Si il est observé une PA normale lors de la survenue des symptômes, il sera conclu à l'absence de causalité entre l'HTA et ces symptômes.

La présence d'une nycturie doit faire évoquer la possibilité d'une HTA maligne qui impose la réalisation d'un fond d'œil et d'un bilan biologique rénal en urgence.

Prise de produits

Elle peut induire une HTA iatrogène chez certains sujets :

- réglisse (pastis sans alcool, pastilles, etc.) ;
- œstrogènes ;
- sympathomimétiques (gouttes nasales, etc.) ;
- anti-inflammatoires non stéroïdiens ;
- corticoïdes ;
- ciclosporine ;
- érythropoïétine ;
- cocaïne, amphétamines.

Recherche de signes pouvant orienter vers une HTA secondaire

- Antécédents uro-néphrologiques : lithiase urinaire, traumatisme lombaire, infections urinaires itératives, reflux vésico-urétéral, dysurie, pollakiurie, maladie prostatique, polykystose, chiffres antérieurs anormaux de créatininémie, évoquant une néphropathie.
- Souffle abdominal ou lombaire, artériopathie des membres inférieurs, évoquant une sténose de l'artère rénale.

- Colique néphrétique sans lithiase avec début brutal de l'HTA au décours évoquant un infarctus rénal.
- Triade associant céphalées, sueurs, palpitations évoquant un phéochromocytome.
- Prise de poids, asthénie, vergetures, évoquant un hypercorticisme.
- Crampes, palpitations, baisse de potassium, évoquant un hyperaldostéronisme primaire.

Recherche de signes évoquant un retentissement de l'HTA sur les organes cibles

- Au niveau cardiologique :
  - dyspnée : recherche d'une insuffisance cardiaque,
  - angor : recherche d'une coronaropathie.
- Au niveau artériel :
  - claudication intermittente des membres inférieurs : recherche d'une artériopathie,
  - aorte battante et expansive : recherche d'un anévrisme de l'aorte sous-rénale.
- Au niveau cérébral :
  - souffle carotidien : recherche d'une sténose des vaisseaux cérébraux,
  - signes d'AIT : recherche d'un accident vasculaire.
- Au niveau rénal : protéinurie à la bandelette : recherche d'une néphropathie.

Recherche de facteurs favorisant la survenue de l'HTA

Ce sont les facteurs suivants :

- prise de poids récente ou obésité établie ;
- arrêt d'une activité physique ou sportive ;
- consommation excessive de sel ;
- consommation excessive d'alcool ;
- prise d'un produit provoquant une l'HTA.

Recherche d'autres facteurs de risque de maladies cardiovasculaires

Ce sont :

- le diabète ;
- la dyslipidémie ;
- le tabagisme actuel ou ancien.

Enquête alimentaire

Elle recherche :

- une consommation excessive de graisse saturée ;
- un régime alimentaire trop salé (consommation directe, sel caché) ;
- une consommation d'alcool inadaptée (apéritifs quotidiens, vin en quantité trop importante) ;

- des apports insuffisants en potassium (fruits et légumes), magnésium et calcium.

RECHERCHE DE FACTEURS PSYCHOSOCIAUX ET ENVIRONNEMENTAUX POUVANT INFLUENCER LES CHIFFRES DE PRESSION ARTÉRIELLE

Les chiffres de la PA sont à interpréter en fonction du contexte psychologique récent, en particulier des situations à l'origine d'un stress psychologique (deuil, problèmes familiaux, activité professionnelle contraignante). Si des élévations irrégulières de la PA sont observées lors de stress ponctuels (émotions, angoisse), les situations de stress « chronique » ne sont qu'exceptionnellement la cause d'une véritable HTA permanente mais le plus souvent une circonstance de consultation médicale qui conduit à la découverte d'une HTA jusqu'alors inconnue ou négligée.

RECHERCHE D'ANTÉCÉDENTS FAMILIAUX

Les pathologies suivantes sont concernées :

- HTA ayant débuté avant l'âge de 50 ans chez les parents ou dans la fratrie ;
- pathologie cardiovasculaire précoce chez les parents avant l'âge de 55 ans chez le père et 65 ans chez la mère ;
- polykystose rénale ;
- pathologie des surrénales ;
- diabète.

EXAMEN CLINIQUE

En complément de l'interrogatoire, il recherche :

- des signes de retentissement de l'HTA ;
- des signes en faveur d'une HTA secondaire.

PRISE TENSIONNELLE

Elle correspond au premier temps de l'examen clinique et doit être faite avec rigueur comme indiqué dans la première partie.

PARAMÈTRES GÉNÉRAUX ET MÉTABOLIQUES DE L'ÉTAT GÉNÉRAL

On évalue une surcharge pondérale, par la mesure du périmètre abdominal et du poids.

On calcule mesure la taille et le poids du sujet à partir desquels on définit l'indice de masse corporelle.

Indice de masse corporelle = poids (kg)/taille^2 (m) Surcharge pondérale : IMC entre 27 et 30 kg/m^2 Obésité : IMC > 30 kg/m^2 Obésité abdominale : > 102 cm chez l'homme ; > 88 cm chez la femme

L'obésité abdominale expose à une augmentation du risque de complication coronaire chez l'hypertendu.

Examen cardiovasculaire

Auscultation cardiaque

L'auscultation cardiaque apprécie :

- la fréquence cardiaque ;
- la régularité des bruits du cœur ;
- la présence d'un bruit de galop ;
- la présence d'une éventuelle valvulopathie.

Recherche de signes d'insuffisance cardiaque

- Signes d'insuffisance cardiaque gauche :
  - dyspnée d'effort,
  - orthopnée,
  - râles crépitants à l'auscultation pulmonaire.
- Signes d'insuffisance cardiaque droite :
  - œdèmes des membres inférieurs,
  - hépatomégalie avec hépatalgie d'effort,
  - reflux hépato-jugulaire,
  - turgescence spontanée des jugulaires.

Palpation et auscultation des gros vaisseaux

- Palpation de l'abdomen à la recherche d'un anévrisme de l'aorte abdominale.
- Palpation et auscultation des pouls fémoraux (l'abolition d'un pouls fémoral doit faire rechercher une coarctation aortique).
- Recherche d'un souffle carotidien.
- Recherche d'un souffle abdominal faisant évoquer une sténose d'une artère rénale.
- Recherche d'une artériopathie des membres inférieurs avec diminution voire abolition des pouls distaux, dermite ocre.

Examen neurologique

Il recherche des signes en faveur d'une séquelle d'AVC (tableau 6-I).

Examen endocrinologique

Il recherche des signes en faveur d'une HTA secondaire :

- en faveur d'un syndrome de Cushing : obésité facio-tronculaire, vergetures, asthénie, amyotrophie, troubles cutanés, diabète récent ;

Tableau 6.I – Signes en faveur d'une séquelle d'AVC

AVC dans le territoire carotidien 75 % des cas	AVC dans le territoire vertébro-basillaire 25 % des cas
Parésie d'un hémicorps, d'un membre ou d'une hémiface	Parésie des quatre membres ou des deux membres inférieurs
Aphasie	Diplopie
Cécité monoculaire	Cécité bilatérale
Hémianopsie latérale homonyme	Hémianopsie bilatérale homonyme Vertiges Drop attacks

- en faveur d'un hyperaldostéronisme primaire : crampes, palpitations, antécédent de perte de potassium, HTA qui résiste aux traitements (IEC, bêtabloquants, ARA2), HTA contrôlée par les antialdostérones.

FOND D'ŒIL

Réalisé après dilatation pupillaire, il permet d'objectiver les signes suivants :

- sténose artériolaire ;
- croisement artério-veineux ;
- hémorragies ;
- exsudats ;
- œdème papillaire.

En fonction de ces différents signes, des classifications permettant d'apprécier la sévérité du retentissement ont été établies (voir page 76).

Le fond d'œil ne doit pas être réalisé chez tous les hypertendus. Ses indications sont :

- l'HTA chez un diabétique (dépistage et suivi d'une rétinopathie diabétique) ;
- l'HTA maligne (en urgence).

Dans la pratique l'examen clinique de l'hypertendu est orienté par le contexte clinique (tableau 6-II).

Tableau 6.II – **Caractéristiques de l'examen clinique en fonction du contexte de l'HTA**

Contexte de l'HTA	Caractéristiques de l'examen clinique
Découverte de l'HTA	Mesure de la PA à la consultation Anamnèse personnelle et familiale Bilan des facteurs de risque Enquête alimentaire Recherche d'une HTA secondaire Recherche d'une HTA iatrogène Recherche d'une atteinte viscérale
Suivi de l'HTA contrôlée	Mesure de la PA à la consultation Mesure de la PA en dehors de la consultation (selon les cas) Efficacité et tolérance des traitements Observance des traitements Bilan des facteurs de risque Enquête alimentaire Recherche d'une atteinte cardiaque, vasculaire
Suivi de l'HTA non contrôlée	Mesure de la PA à la consultation Mesure de la PA en dehors de la consultation Efficacité et tolérance des traitements Observance des traitements Bilan des facteurs de risque Enquête alimentaire Recherche d'une HTA secondaire Recherche d'une HTA iatrogène Recherche d'une atteinte cardiaque, vasculaire, rénale
Suivi HTA chez un diabétique	Mesure de la PA à la consultation (hypotension orthostatique) Mesure de la PA en dehors de la consultation Efficacité et tolérance des traitements Observance des traitements Enquête alimentaire Bilan des facteurs de risque Recherche d'une atteinte cardiaque, vasculaire Recherche d'une atteinte rénale annuelle (protéinurie, créatinine) Recherche d'une atteinte oculaire annuelle (FO)

7 | Évaluation du risque cardiovasculaire

• La stratégie de prise en charge initiale de l'hypertendu doit reposer à la fois sur le niveau de chaque facteur de risque et sur l'estimation d'un risque cardiovasculaire.
• Le calcul du risque cardiovasculaire est facilité par l'utilisation de tables.
• L'objectif de l'estimation du risque cardiovasculaire est de définir une stratégie de prise en charge globale du patient hypertendu. La décision de débuter un traitement antihypertenseur va être influencée par la connaissance de ce risque individuel.
• Un traitement par statine diminue le risque de complications cardiovasculaires chez les hypertendus traités ayant un risque cardiovasculaire élevé.

COMMENT ESTIMER LE RISQUE CARDIOVASCULAIRE D'UN PATIENT

Par comparaison à la sommation des facteurs de risque, l'estimation du risque cardiovasculaire à l'aide d'une équation fournit une estimation quantifiée, précise et reproductible, sans perte d'information sur les différents facteurs de risque.

La référence pour l'estimation du risque cardiovasculaire est l'équation de Framingham.

Celle-ci est établie à partir de plusieurs indices qui sont :

- l'âge ;
- le sexe ;
- la valeur de la pression artérielle systolique ;
- le taux de cholestérol total et de HDL-cholestérol ;
- l'intoxication tabagique ;
- la présence d'un diabète ;
- l'HVG (hypertrophie ventriculaire) électrique.

Le modèle de risque ayant été élaboré à partir de l'étude de populations anglo-saxonnes, leur application à une population française a montré qu'il surestimait le RCV, de manière proportionnelle au niveau de risque.

ESTIMATION DU RISQUE À L'AIDE D'UNE TABLE

L'identification des principaux facteurs de risque et des maladies associées permet une stratification du risque. En France, l'Anaes a mis au point un tableau qui permet d'attribuer à chaque patient un risque faible, un risque moyen ou un risque élevé de voir survenir dans les 10 ans une maladie cardiovasculaire chez un sujet hypertendu indemne de maladie cardiovasculaire lors de cette estimation.

Une table d'estimation de risque est proposée par l'Anaes en 2000 (tableau 7-I), pour une utilisation chez l'hypertendu avant la mise en route d'un traitement.

Tableau 7.I – **Estimation du risque cardiovasculaire (RCV) chez l'hypertendu non traité selon l'Anaes en 2000**

Facteurs de risques associés	Grade 1 HTA légère	Grade 2 HTA modérée	Grade 3 HTA sévère
Absence de facteur de RCV	Risque faible	Risque moyen	Risque élevé
1 ou 2 facteur(s) de RCV	Risque moyen	Risque moyen	Risque élevé
≥ 3 facteurs de RCV	Risque élevé	Risque élevé	Risque élevé
Diabète	Risque élevé	Risque élevé	Risque élevé
Lésion d'un organe cible	Risque élevé	Risque élevé	Risque élevé

Facteurs de RCV : homme > 45 ans, femme > 55 ans, antécédent familial de maladie cardiovasculaire précoce (père < 55 ans ou mère < 65 ans), tabagisme, diabète, HDL-cholestérol < 0,35 g/L (0,9 mmol/L), LDL > 1,9 g/L (4,9 mmol/L), alcoolisme, sédentarité, obésité androïde.

Lésion d'un organe cible : atteintes cérébrales (accident vasculaire cérébral), cardiovasculaires (angor, insuffisance cardiaque, artériopathie oblitérante), rénales (insuffisance rénale).

Grade 1 : PAS = 140-159, PAD = 90-99 ; grade 2 : PAS = 160-179, PAD = 100-109 ; grade 3 : PAS ≥ 180, PAD ≥ 110.

- Risque faible : probabilité de survenue d'une maladie cardiovasculaire dans les 10 ans < 15 %.
- Risque moyen : probabilité de survenue d'une maladie cardiovasculaire dans les 10 ans de 15 à 20 %.
- Risque élevé : probabilité de survenue d'une maladie cardiovasculaire dans les 10 ans > 20 %.

Estimation du risque à l'aide d'une grille

Un modèle de risque européen (SCORE) a été élaboré pour les régions à bas risque cardiovasculaire, cependant ses performances restent à évaluer sur les populations françaises (figure 7-1).

Estimation du risque à l'aide d'un calculateur

Le risque à 10 ans de présenter une maladie coronaire ou un accident vasculaire cérébral peut être estimé par le calcul d'une probabilité. Pour que cette évaluation soit fiable, il faut que les facteurs de risque soient mesurés avec précision. Il faut donc avoir plusieurs mesures de PA, plusieurs valeurs de cholestérolémie totale et une bonne quantification de l'HVG. Dans l'équation de Framingham, on se sert d'une définition électrocardiographique de l'HVG.

Figure 7-1 : Diagramme proposé par le groupe SCORE pour estimer le risque de mortalité par maladie cardiovasculaire à 10 ans pour un individu vivant en France

Âge	Pression systolique	Femme – Non-fumeur (Cholestérol 4 5 6 7 8)	Femme – Fumeur (Cholestérol 4 5 6 7 8)	Homme – Non-fumeur (Cholestérol 4 5 6 7 8)	Homme – Fumeur (Cholestérol 4 5 6 7 8)
65	180	4 5 6 6 7	9 9 11 12 14	6 8 10 12 14	15 17 20 23 26
	160	3 3 4 4 6	6 6 7 8 10	6 6 7 8 10	10 12 14 16 19
	140	2 2 2 3 3	4 4 5 6 7	4 4 5 6 7	7 8 9 11 13
	120	1 1 2 2 2	3 3 3 4 4	2 3 3 4 5	5 5 6 8 9
60	180	3 3 3 4 4	5 5 6 7 8	5 6 7 8 9	10 11 13 15 18
	160	2 2 2 2 3	3 4 4 5 5	3 4 5 5 6	7 8 9 11 13
	140	1 1 1 2 2	2 2 3 3 4	2 3 3 4 4	5 5 6 7 9
	120	1 1 1 1 1	1 2 2 2 3	2 2 2 3 3	3 4 4 5 6
55	180	1 1 2 2 2	3 3 3 4 4	3 4 4 5 6	6 7 8 11 12
	160	1 1 1 1 1	2 2 2 3 3	2 2 3 3 4	4 5 6 7 8
	140	1 1 1 1 1	1 1 1 2 2	1 2 2 2 3	3 3 4 5 6
	120	0 0 1 1 1	1 1 1 1 1	1 1 1 2 2	2 2 3 3 4
50	180	1 1 1 1 1	1 1 2 2 2	2 2 3 3 4	4 4 5 6 7
	160	0 0 1 1 1	1 1 1 1 1	1 1 2 2 2	2 3 3 4 5
	140	0 0 0 0 0	1 1 1 1 1	1 1 1 1 2	2 2 2 3 3
	120	0 0 0 0 0	0 0 0 1 1	1 1 1 1 1	1 1 2 2 2
40	180	0 0 0 0 0	0 0 0 0 0	0 1 1 1 1	1 1 1 2 2
	160	0 0 0 0 0	0 0 0 0 0	0 0 0 1 1	1 1 1 1 1
	140	0 0 0 0 0	0 0 0 0 0	0 0 0 0 0	0 1 1 1 1
	120	0 0 0 0 0	0 0 0 0 0	0 0 0 0 0	0 0 0 1 1

Cholestérol : 4 5 6 7 8 — 150 200 250 300 mg/dL

SCORE

- 15 % and over
- 10 % – 14 %
- 5 % – 0 %
- 3 % – 4 %
- 2 %
- 1 %
- < 1 %

10 – year risk of fatal CVD in populations at low CVD risk

Des logiciels permettant le calcul automatique du risque sont disponibles.

À partir d'un site Internet le calcul est aussi réalisable : http://www.hbroussais.fr/Scientific/fram.html.

UTILISATION DU RISQUE CARDIOVASCULAIRE POUR LA DÉCISION DU TRAITEMENT ANTIHYPERTENSEUR

Si la standardisation de l'évaluation du risque cardiovasculaire permet d'optimiser à la fois la prise en charge des malades et les échanges interprofessionnels, sa fonction principale réside dans l'aide qu'il apporte pour prendre une décision thérapeutique en ce qui concerne la prise en charge des facteurs de risque cardiovasculaires du patient. Il peut aussi être un support de communication avec le patient afin d'aider à l'adhésion de la prise en charge et à la modification des habitudes de vie.

L'évaluation du risque cardiovasculaire offre la possibilité de décider de la mise en route d'un traitement antihypertenseur sur des critères moins arbitraires que le seul niveau de la pression artérielle. La détection des patients dont le risque cardiovasculaire est le plus élevé permet de proposer un traitement antihypertenseur chez ceux qui en bénéficieront avec le plus de rapidité.

En France, l'Anaes propose que la décision de débuter un traitement antihypertenseur soit basée sur le risque de chaque sujet.

Patients avec un risque faible : débuter un traitement non médicamenteux pendant 12 mois et débuter un traitement antihypertenseur après ce délai si le niveau tensionnel n'est pas normalisé.

Patients avec un risque moyen : débuter un traitement non médicamenteux pendant 6 mois et débuter un traitement antihypertenseur après ce délai si le niveau tensionnel n'est pas normalisé.

Patients avec un risque élevé : débuter un traitement antihypertenseur dans le mois suivant le diagnostic et y associer des mesures non médicamenteuses afin de prendre en charge les autres facteurs de risque.

Fonder une décision thérapeutique sur un niveau de risque cardiovasculaire signifie qu'en deçà d'un seuil considéré, le patient ne serait pas traité. Il est donc nécessaire de fixer ce seuil à partir d'études d'impact basées sur des travaux épidémiologiques observationnels français.

UTILISATION DU RISQUE CARDIOVASCULAIRE POUR LA DÉCISION DU TRAITEMENT PAR STATINE CHEZ L'HYPERTENDU TRAITÉ

Le calcul du risque permet de déterminer la complication à laquelle l'hypertendu est le plus exposé. Chez l'hypertendu non traité, l'utilisation des calculateurs indique que sur une période de 10 ans, c'est la maladie coronaire qui est la complication la plus fréquemment observée, les complications vasculaires cérébrales étant 3 fois moins fréquentes que les complications coronaires, en particulier chez les sujets âgés de moins de 60 ans. Alors que le traitement antihypertenseur diminue avant tout le risque d'accident vasculaire cérébral, un traitement hypolipidémiant par une statine utilisée à dose usuelle (atorvastatine 10 mg) diminue les complications coronaires chez l'hypertendu traité qui présente au moins trois autres facteurs de risque cardiovasculaires (étude ASCOT). Ainsi, chez l'hypertendu traité, l'estimation du risque cardiovasculaire permet le choix d'autres traitements que les antihypertenseurs pour optimiser la prévention cardiovasculaire. Ainsi, pour décider des traitements chez l'hypertendu, le calcul du risque permet l'estimation du type de complication cardiovasculaire auquel est exposé le sujet, alors que les résultats des essais thérapeutiques indiquent les bénéfices à attendre des différents moyens d'intervention thérapeutique.

En pratique

Selon l'Anaes, la mise en route d'un traitement antihypertenseur est basée sur l'estimation du risque cardiovasculaire.

– Un faible risque doit conduire à un traitement non médicamenteux pendant 12 mois.
– Un risque moyen doit conduire à un traitement non médicamenteux pendant 6 mois.
– Un risque élevé doit conduire à un traitement médicamenteux.

Chez l'hypertendu âgé de plus de 65 ans, la décision de traitement ne devrait pas se baser sur l'estimation du risque cardiovasculaire mais sur une évaluation fiable du niveau tensionnel.

La prévention des complications cardiovasculaires passe chez l'hypertendu à haut risque par le traitement antihypertenseur mais aussi par l'utilsation d'une statine.

8 | Bilan minimal

• Le bilan minimal chez l'hypertendu est guidé par les recommandations des experts.
• Il devrait être effectué chez tous les patients.

BILAN MINIMAL RECOMMANDÉ

Le bilan minimum recommandé par l'OMS est le suivant :

- ECG de repos ;
- glycémie à jeun ;
- bilan lipidique (cholestérol total, HDL, LDL, triglycérides)
- kaliémie ;
- créatinémie (calcul de la clairance) ;
- bandelette urinaire : hématurie, glycosurie, protéinurie.

INTÉRÊT DU BILAN MINIMAL

ÉLECTROCARDIOGRAMME DE REPOS

L'ECG a les trois buts essentiels suivants.

Recherche d'une hypertrophie ventriculaire gauche (HVG)

L'HVG est un témoin du retentissement de l'HTA au niveau myocardique. C'est par ailleurs un facteur indépendant de complications cardiovasculaires.

L'HVG électrique se traduit sur l'ECG par :

- déviation axiale gauche ;
- indice de Sokolow : SV1 + RV5 > 35 mm ;
- indice de Cornell : SV3 + RVL > 20 mm chez la femme ou 28 mm chez l'homme.

Ces critères d'HVG électrique ont une bonne sensibilité de l'ordre de 95 % mais une faible spécificité. Le critère le plus spécifique d'HVG électrique est l'indice de Cornell qui doit être utilisé en priorité.

Cette HVG pourra par la suite être mieux appréhendée par la réalisation d'une échocardiographie. Mais il n'y a pas lieu actuellement de prescrire systématiquement une échographie cardiaque dans le bilan de l'HTA.

Recherche d'une ischémie myocardique

L'ischémie myocardique qui est une des principales complications de l'HTA doit être systématiquement recherchée par l'interrogatoire à la découverte d'une notion d'angor et par l'ECG qui peut détecter une ischémie silencieuse.

L'ischémie se manifeste sur l'ECG par des troubles de la repolarisation avec ondes T négatives et symétriques (ischémie sous-épicardique) et/ou sous-décalage du segment ST (courant de lésion sous-endocardique). Il faut aussi rechercher une onde Q de nécrose ancienne.

Recherche de troubles conductifs et/ou rythmiques

Il est important de les démasquer avant d'instaurer un traitement car ils peuvent contre-indiquer l'utilisation de certaines molécules (β-bloquants, antagonistes calciques bradycardisants).

Glycémie à jeun

La glycémie à jeun recherche un diabète qui peut être une cause d'HTA et qui majore le risque de complications cardiovasculaires.

Bilan lipidique

Le bilan lipidique doit comprendre les dosages suivants :

- cholestérol total ;
- HDL-cholestérol ;
- triglycérides ;
- le calcul du taux des LDL est obtenu par la formule de Friedwald qui s'applique si les triglycérides sont inférieurs à 4 g/L.

Formule de Friedwald :
valeurs en g/L : LDL-cholestérol = cholestérol total – (HDL-Chol + 0,16 x triglycérides)
valeurs en mmol/L : LDL-cholestérol = Chol total – (HDL-Chol + 0,37 x triglycérides)

Le dosage des apolipoprotéines n'est pas de prescription de première intention.

Les valeurs recommandées (tableau 8-I) sont les suivantes :

- le taux de cholestérol LDL souhaité dépend du contexte clinique ;
- le taux de triglycérides doit être inférieur à 1,5 g/L.

Tableau 8.I – **Taux sanguins de LDL-cholestérol recommandés en g/L (mmol/L)**

Catégorie de patients ayant une évaluation du LDL-cholestérol	Valeur d'instauration du traitement diététique	Valeur cible	Valeur d'instauration du traitement médicamenteux	Valeur cible
Prévention primaire des hommes de moins de 45 ans ou des femmes non ménopausées n'ayant aucun autre facteur de risque	≥ 2,20 (5,7) *	< 1,60 (4,1)	Pas d'indication en première intention	
Prévention primaire des hommes de moins de 45 ans ou des femmes non ménopausées n'ayant aucun autre facteur de risque après échec de la diététique			≥ 2,20 (5,7) + + malgré une diététique suivie pendant 6 mois	< 1,60 (4,1)
Prévention primaire des sujets ayant un autre facteur de risque	≥ 1,60 (4,1)	< 1,60 (4,1)	≥ 1,90 (4,9)	< 1,60 (4,1)
Prévention primaire des sujets ayant au moins deux autres facteurs de risque	≥ 1,30 (3,4)	< 1,30 (3,4)	≥ 1,60 (4,1)	< 1,30 (3,4)
Prévention secondaire des sujets ayant une maladie coronaire patente	≥ 1,30 (3,4)	1,00 (2,6)	≥ 1,30 (3,4) malgré une diététique suivie pendant 3 mois	< 1,00 (2,6)

* Entre 1,60 et 2,20 g/L (4,1 et 5,7 mmol/L) de LDL-cholestérol, en prévention primaire chez des sujets sans autre facteur de risque, des conseils hygiéno-diététiques sont nécessaires : encourager l'activité physique, le contrôle pondéral, limiter les apports glucido-lipidiques et la consommation de boissons alcoolisées.

Kaliémie

Le dosage du potassium a pour but de dépister une hypokaliémie pouvant traduire un hyperaldostéronisme et impliquer un bilan plus approfondi à la recherche d'une étiologie à cet hyperaldostéronisme.

C'est aussi un dosage important avant l'instauration d'un traitement par diurétiques ou inhibiteurs de l'enzyme de conversion.

Créatinémie

Le dosage de la créatinémie évalue la fonction rénale dans trois buts :

- rechercher une néphropathie responsable d'HTA secondaire ;
- apprécier le retentissement rénal de l'HTA ;

- apprécier la fonction rénale avant l'instauration de tout traitement antihypertenseur car l'insuffisance rénale contre-indique certains antihypertenseurs et nécessite des adaptations de posologie pour d'autres.

Le calcul de la clairance de la créatinine (formule de Cockroft) permet d'évaluer avec une plus grande précision la filtration glomérulaire.

Bandelette urinaire

La bandelette urinaire est réalisée à la recherche d'une :

- hématurie ;
- protéinurie ;
- glycosurie.

En pratique

Le bilan minimal biologique recommandé chez l'hypertendu lors du bilan initial est le suivant :
- ECG de repos ;
- glycémie à jeun ;
- bilan lipidique (cholestérolémie totale, HDL, LDL, triglycérides) ;
- kaliémie ;
- créatinémie (calcul de la clairance) ;
- bandelette urinaire.

9 | Recherche d'une HTA secondaire

• La recherche d'une HTA secondaire se limite au bilan initial chez la majorité des patients. Elle ne doit être approfondie qu'en présence d'arguments cliniques ou biologiques faisant suspecter une étiologie.

PRINCIPALES CAUSES D'HTA SECONDAIRE

Les principales causes d'HTA secondaire sont résumées dans l'encadré suivant.

Principales causes d'HTA secondaire
- HTA par néphropathie.
- HTA rénovasculaire.
- HTA surrénalienne :
  - hyperaldostéronisme primaire ;
  - phéochromocytome.
- Syndrome d'apnée du sommeil.
- Syndrome de Cushing.
- Coarctation aortique.
- HTA d'origine endocrinienne non surrénalienne :
  - dysthyroïdie ;
  - acromégalie.
- HTA liée à certains désordres neurologiques : hypertension intracrânienne, dysautonomie familiale.
- HTA iatrogène : réglisse ; œstrogènes ; sympathomimétiques ; AINS ; corticoïdes ; ciclosporine ; cocaïne ; érythropoïétine ; alcool.

QUAND ET COMMENT RECHERCHER LES PRINCIPALES CAUSES D'HTA SECONDAIRE ?

La recherche d'une HTA secondaire va se faire en fonction du contexte.

NÉPHROPATHIE

Éléments d'orientation

- Interrogatoire recherchant :
  - antécédents uro-néphrologiques : infections urinaires à répétition, traumatisme lombaire, polykystose familiale, affection prostatique, reflux vésico-urétéral, prise de néphrotoxiques, etc.,

  - antécédents extra-urinaires : diabète, maladie de système, etc.,
  - symptômes : pollakiurie, dysurie, brûlures mictionnelles, hématurie, pyurie, douleur au niveau des fosses lombaires, altération de l'état général...
- Examen clinique recherchant :
  - une masse au niveau des fosses lombaires,
  - deux gros reins polykystiques,
  - une hypertrophie ou un nodule prostatique.
- Bilan biologique : le bilan OMS va faire le diagnostic, il recherchera :
  - une augmentation de l'urée et de la créatinine,
  - une protéinurie ou une microalbuminurie,
  - une hématurie.

Bilan permettant de confirmer le diagnostic

Toute HTA avec insuffisance rénale nécessite un bilan spécialisé qui confirmera le diagnostic et recherchera l'étiologie de l'insuffisance rénale (figure 9-1).

Figure 9-1 : **Bilan en vue de confirmer le diagnostic d'insuffisance rénale et d'en rechercher l'étiologie**

Examen de première intention : créatinine, bandelette urinaire
↓
Examen de deuxième intention : échographie rénale couplée du Doppler des artères rénales
↓
Examens à réaliser par le spécialiste en fonction du contexte : urograhie intraveineuse artériographie rénale scintigraphie rénale biopsie rénale

HTA RÉNOVASCULAIRE (voir page 123)

HTA PAR HYPERALDOSTÉRONISME (voir page 115)

PHÉOCHROMOCYTOME (voir page 119)

COARCTATION DE L'AORTE (figure 9-2)

Éléments d'orientation

Le diagnostic de coarctation de l'aorte sera suspecté si l'HTA s'associe à :

- une diminution voire une disparition des pouls fémoraux par rapport aux pouls des membres supérieurs ;
- une asymétrie tensionnelle entre les membres supérieurs et inférieurs ;
- un souffle mésosystolique maximum au troisième espace intercostal gauche et dans le dos à gauche des apophyses épineuses ;
- une circulation collatérale visible à la radiographie du thorax.

Confirmation du diagnostic

La confirmation de coarctation aortique repose sur une exploration morphologique de l'aorte. Cette exploration peut se faire par les examens suivants.

Échographie cardiaque

Elle montre un rétrécissement le plus souvent isthmique après le départ de la sous-clavière gauche avec au Doppler une accélération du flux systolique trans-isthmique (1 à 4 m/s).

Aortographie

Elle se fait soit par angiographie numérisée, soit par cathétérisme. Après injection d'un produit de contraste iodé, on réalise des clichés qui permettent la visualisation de l'aorte et la caractérisation de la coarctation. C'est un examen invasif.

Angioscanner et IRM

Ils remplacent actuellement souvent l'aortographie. Ils sont non invasifs et permettent une bonne exploration de l'aorte.

SYNDROME DE CUSHING (figure 9-3)

Éléments d'orientation

On suspecte un hypercorticisme si l'HTA s'associe à :

- des signes cliniques : obésité facio-tronculaire, vergetures, asthénie, etc. ;
- des signes biologiques : intolérance aux hydrates de carbone.

Confirmation du diagnostic

Devant une suspicion de syndrome de Cushing, on fait un dosage du cortisol libre urinaire.

Le reste du bilan sera réalisé par l'endocrinologue qui confirmera le diagnostic et entreprendra un bilan étiologique. Ce bilan étiologique repose sur des dosages hormonaux et sur le scanner surrénalien.

Les principales étiologies sont :

- maladie de Cushing ;
- sécrétion inappropriée d'ACTH ;
- adénome surrénalien ;
- corticosurrénalome.

Figure 9-2 : **Éléments d'orientation et confirmation du diagnostic de coarctation de l'aorte**

Suspicion de coarctation aortique si HTA associée à :
- une diminution voire une disparition des pouls fémoraux par rapport aux pouls des membres supérieurs ;
- une asymétrie tensionnelle entre les membres supérieurs et inférieurs ;
- un souffle mésosystolique maximum au troisième espace intercostal gauche et dans le dos à gauche des apophyses épineuses ;
- une circulation collatérale.

↓

Confirmation de la coarctation aortique : examen morphologique.
- Échographie cardiaque.
- Angioscanner ou IRM.
- Aortographie.

Figure 9-3 : **Éléments d'orientation et confirmation du diagnostic du syndrome de Cushing**

Suspicion de syndrome de Cushing si l'HTA s'associe à :
- des signes cliniques : obésité facio-tronculaire, vergetures, troubles gonadiques...
- des signes biologiques : intolérance aux hydrates de carbone.

↓

Confirmation du diagnostic :
- dosage du cortisol libre urinaire.

↓

Diagnostic étiologique par l'endocrinologue :
- dosages hormonaux.
- TDM surrénalien.

10 Quand adresser l'hypertendu chez le spécialiste ?

• Le suivi du patient hypertendu est le plus souvent réalisé par le médecin généraliste : dépistage, bilan initial, début du traitement, surveillance.

• L'avis du spécialiste est pourtant souvent nécessaire dans les formes sévères ou compliquées.

LORS DU BILAN INITIAL

BILAN MINIMAL

Le bilan minimal recommandé par l'OMS comprend un bilan biologique et un ECG de repos. Il a pour but de dépister une hypertrophie myocardique, une ischémie et des troubles conductifs. Si le généraliste ne réalise pas cet ECG, le spécialiste sera sollicité.

Par la suite, en suivant les RMO de 1997, il n'y a pas lieu dans une HTA légère, non compliquée, quand le contrôle de l'HTA est satisfaisant, de répéter à titre systématique l'ECG plus d'une fois par an, sauf en cas de symptomatologie nouvelle.

FAUT-IL RÉALISER DES EXPLORATIONS EN COMPLÉMENT DU BILAN MINIMAL ?

Échographie cardiaque

Selon les recommandations actuelles, l'échographie cardiaque ne doit pas être systématique ou en tous les cas ne pas être répétée dans une HTA légère, non compliquée, sans HVG électrique et sans pathologie cardiaque associée.

Il faut donc très probablement la réserver aux HTA sévères ou résistantes où le risque de découvrir un retentissement avec HVG est plus important.

L'intérêt de l'échographie cardiaque repose sur la recherche d'une HVG avec calcul de la masse cardiaque et sur l'appréciation de la fonction diastolique et systolique du ventricule gauche.

MAPA

La MAPA permet d'avoir une idée du profil tensionnel sur 24 heures et de la variabilité de la PA.

Elle doit être réalisée dans les indications suivantes :

- diagnostic de l'hypertension permanente ;

- surveillance de certains hypertendus traités (résistance aux traitements, durée d'action des antihypertenseurs) ;
- recherche d'une hypertension nocturne (hypotension orthostatique, syndrome extrapyramidal).

Automesure tensionnelle

L'automesure permet la mesure de la pression artérielle au domicile par le patient lui-même. Sa simplicité d'usage la rend particulièrement utile pour confirmer le diagnostic de l'hypertension avant de débuter un traitement médicamenteux et lors du suivi de certains hypertendus.

Épreuve d'effort

Elle n'a pas de place dans le bilan initial de l'hypertendu en dehors d'un contexte particulier.

Examens complémentaires à la recherche d'une HTA secondaire

Ils n'ont pas lieu d'être réalisés en première intention et doivent être réservés dans les cas où il existe des éléments d'orientation vers une HTA secondaire sur le bilan initial.

LORS DU SUIVI ULTÉRIEUR DU PATIENT HYPERTENDU

Le recours à l'avis d'un spécialiste peut s'avérer nécessaire dans le suivi d'un malade hypertendu dans différentes situations.

HTA résistante

Devant une HTA résistante, le spécialiste devra s'attacher à :

- authentifier cette résistance malgré une bithérapie bien conduite. Il pourra alors s'aider de la MAPA ou de l'automesure de la pression artérielle. En effet, le diagnostic d'HTA résistante ne sera retenu que chez 50 % des patients consultant pour ce motif ;
- éliminer une HTA secondaire s'il y a des éléments d'orientation.

HTA de grade 1

Le traitement médicamenteux n'est pas toujours nécessaire dans une HTA de grade 1 où des mesures hygiéno-diététiques peuvent suffire.

Dans ce contexte, il peut être licite d'arrêter un traitement antihypertenseur non justifié.

On s'aidera souvent de la MAPA ou de l'automesure pour prendre une décision.

Dépistage des complications de l'HTA

L'avis d'un spécialiste peut être nécessaire à la recherche de complications de l'HTA telles que :

- une maladie coronaire ;

- un trouble du rythme ;
- une hypertrophie myocardique ;
- une altération de la fonction VG ;
- un anévrisme de l'aorte abdominale ;
- une artériopathie des membres inférieurs ;
- un retentissement sur les artères à destinée cérébrale ;
- un retentissement rénal.

Il n'existe aucun consensus sur le suivi de l'hypertendu et la périodicité des explorations complémentaires à effectuer.

TROISIÈME PARTIE

Bilan de l'hypertendu

11 | Électrocardiogramme chez l'hypertendu

• L'électrocardiogramme de repos est un examen indispensable à réaliser chez l'hypertendu au début de sa prise en charge, puis de façon régulière.

BUTS DE L'ÉLECTROCARDIOGRAMME

L'ECG est réalisé chez l'hypertendu pour trois raisons principales :

- rechercher des signes d'hypertrophie ventriculaire qui témoignent du retentissement de l'HTA au niveau cardiaque ;
- rechercher une ischémie myocardique qui peut traduire :
  - la présence d'une sténose coronaire par athérosclérose,
  - une diminution de la réserve coronaire en l'absence de sténose athéromateuse en cas d'HTA compliquée d'HVG ;
- rechercher l'existence de troubles conductifs et/ou rythmiques qui pourraient modifier la conduite thérapeutique et guider le choix de l'antihypertenseur.

INFORMATIONS FOURNIES PAR L'ECG

SIGNES D'HYPERTROPHIE MYOCARDIQUE

Critères d'hypertrophie auriculaire gauche (HAG)

Ce sont :

- onde P large supérieure à 0,12 seconde et bifide en D2 ;
- onde P diphasique en V1 avec partie terminale négative prépondérante supérieure à 0,08 seconde.

Critères d'hypertrophie ventriculaire

Ce sont :

- déviation axiale gauche ;
- indice de Sokolow : SV1 + RV5 > 35 mm ;
- indice de Cornell :
  - SV3 + RVL > 28 mm chez l'homme,
  - SV3 + RVL > 20 mm chez la femme.

Tous ces critères pour définir l'HVG sont spécifiques (spécificité de l'ordre de 95 %) mais peu sensibles. La sensibilité de l'indice de Sokolow pour la détection de l'HVG chez l'hypertendu est faible. Le critère le plus sensible est l'indice de Cornell qui doit être utilisé en priorité.

Intérêt de la mise en évidence d'une HVG chez l'hypertendu

L'HVG a une signification pronostique péjorative dans l'HTA.

L'étude de Framingham a permis d'établir les données suivantes chez l'hypertendu présentant une HVG :

- le risque d'insuffisance coronarienne est multiplié par trois chez l'homme et six chez la femme ;
- le risque d'AVC est multiplié par six chez l'homme et dix chez la femme ;
- le risque d'insuffisance cardiaque congestive est multiplié par dix-sept dans les deux sexes.

Si l'HVG est une complication de l'HTA, il a aussi été démontré qu'elle est un facteur de risque cardiovasculaire indépendant.

Signes en faveur d'une ischémie myocardique

L'HTA peut se compliquer d'insuffisance coronarienne et entraîner les signes électrocardiographiques suivants :

- sous-décalage du segment ST correspondant à un courant de lésion sous-endocardique ;
- sus-décalage du segment ST correspondant à un courant de lésion sous-épicardique ;
- ondes T négatives, pointues et symétriques, correspondant à une ischémie sous-épicardique ;
- grandes ondes T pointues et symétriques correspondant à une ischémie sous-endocardique ;
- ondes Q correspondant à une séquelle de nécrose ancienne.

En présence d'une HVG électrique, les troubles de la repolarisation sont d'interprétation difficile.

Présence de troubles conductifs et/ou rythmiques

L'ECG peut démasquer l'existence de troubles conductifs (bloc sino-auriculaire, bloc auriculo-ventriculaire, etc.) ou de troubles du rythme cardiaque (fibrillation auriculaire, flutter auriculaire, signes en faveur d'une préexcitation, etc.) dont la présence va modifier la démarche thérapeutique et guider le choix de l'antihypertenseur.

QUAND RÉALISER UN ECG CHEZ L'HYPERTENDU ?

La réalisation d'un électrocardiogramme fait partie du bilan initial minimal recommandé par l'OMS lorsque l'on découvre une HTA chez un patient.

Dans le suivi d'un patient hypertendu, selon les RMO, l'ECG ne doit pas être renouvelé plus d'une fois par an en l'absence de symptômes cardiovasculaires nouveaux.

En pratique	
Informations apportées par l'ECG	Signes d'HVG : indice de Cornell Signes d'ischémie myocardique (surtout courant de lésion sous-endocardique) Existence de troubles conductifs et/ou rythmiques
Périodicité des ECG	Lors du bilan initial Puis annuellement en l'absence de symptômes cardiovasculaires

12 | Épreuve d'effort chez l'hypertendu

• L'indication de l'épreuve d'effort chez l'hypertendu est portée par le spécialiste. Son interprétation est parfois difficile.

BUTS DE L'ÉPREUVE D'EFFORT CHEZ L'HYPERTENDU

L'épreuve d'effort réalisée chez un patient hypertendu va rechercher deux points essentiels qui sont :

- l'existence d'une insuffisance coronarienne ;
- le profil tensionnel à l'effort.

ÉLÉMENTS APPORTÉS PAR L'ÉPREUVE D'EFFORT

TECHNIQUE

Elle se déroule sur bicyclette ergométrique ou sur tapis roulant. Il faut savoir que la réalisation des mesures tensionnelles est plus aisée sur bicyclette ergométrique que sur tapis roulant.

Avant toute épreuve d'effort, on réalise un interrogatoire qui recherche :

- l'existence de symptômes en rapport avec une insuffisance coronarienne (angor d'effort surtout) ;
- l'absence de contre-indication à l'épreuve d'effort : angor instable, infarctus récent, rétrécissement aortique serré, insuffisance cardiaque non contrôlée, cardiomyopathie obstructive sévère, incapacité physique à réaliser l'effort demandé ;
- l'existence d'un bloc de branche complet sur l'ECG de base gênant l'interprétation de l'épreuve.

Au début de l'exercice, on mesure la PA et on enregistre un ECG de base.

L'effort se fait par paliers successifs, chaque palier étant maintenu de deux à trois minutes. Sur tapis roulant, le protocole le plus utilisé est celui de Bruce (début avec une pente de 10 % puis pente augmentant de 2 % toutes les 3 minutes). Sur bicyclette ergométrique, on utilise le plus souvent des paliers de 30 W toutes les 3 minutes chez l'homme et de 20 W chez la femme, le test pouvant démarrer au deuxième palier.

Entre chaque palier, on mesure la pression systolique et diastolique et l'ECG est enregistré.

À l'effort, la mesure de la pression systolique est plus fiable que celle de la pression diastolique, car l'effort rend difficile l'appréciation de la phase V des bruits de Korotkoff.

Les temps d'effort globaux sont de 10 à 15 minutes.

Les critères d'arrêt de l'épreuve d'effort sont :

- atteinte de la fréquence maximale théorique qui est de 220 moins l'âge ;
- signes en faveur d'une insuffisance coronarienne : douleur angineuse, sous-décalage significatif du segment ST, sus-décalage significatif du segment ST ;
- symptôme limitant : dyspnée, fatigue musculaire ;
- tachycardie ventriculaire ;
- élévation trop importante de la pression artérielle, ce qui est fréquent chez l'hypertendu non traité ;
- chute de la PA ;
- chute de la fréquence cardiaque.

Résultats

Recherche de signes en faveur d'une insuffisance coronarienne

Chez le malade hypertendu, il existe plusieurs causes d'erreurs au diagnostic de maladie coronaire :

- les troubles de repolarisation sont souvent d'interprétation difficile en présence d'une HVG électrique ;
- une positivité électrique de l'épreuve d'effort peut s'observer en l'absence de lésion sténosante des artères coronaires ;
- l'élévation trop importante de la pression artérielle conduit à l'arrêt de l'effort de façon précoce. L'épreuve est alors sous-maximale et d'interprétation incertaine.

C'est pourquoi un test d'effort positif chez un hypertendu est le plus souvent complété par une scintigraphie myocardique d'effort avant la réalisation d'une coronarographie.

Évaluation du profil tensionnel d'effort

Au cours de l'épreuve d'effort, on établit la relation entre la PA systolique et la fréquence cardiaque. Cette relation décrit habituellement une droite. La pente de cette droite peut aider à caractériser l'HTA (figures 12-1 et 12-2).

- dans l'HTA limite, la PA est élevée au repos et se normalise à l'effort (pente faible) ;
- dans l'HTA permanente, la PA est élevée au repos et au maximum de l'effort (pente forte) ;
- des valeurs normales pour la pente de la droite PA/FC sont proposées selon le sexe.

QUAND DEMANDER UNE ÉPREUVE D'EFFORT CHEZ L'HYPERTENDU ?

L'indication de l'épreuve d'effort est portée par le spécialiste cardiologue.

Suspicion d'insuffisance coronarienne

L'existence d'une insuffisance coronarienne sera évoquée si le patient présente :

- des manifestations cliniques d'angor ;
- des troubles de la repolarisation sur l'ECG de base en l'absence d'HVG ;
- plusieurs facteurs de risque cardiovasculaires.

Figure 12-1 : Évolution à l'effort de la PAS et de la PAD en fonction de la fréquence cardiaque de sujets sains

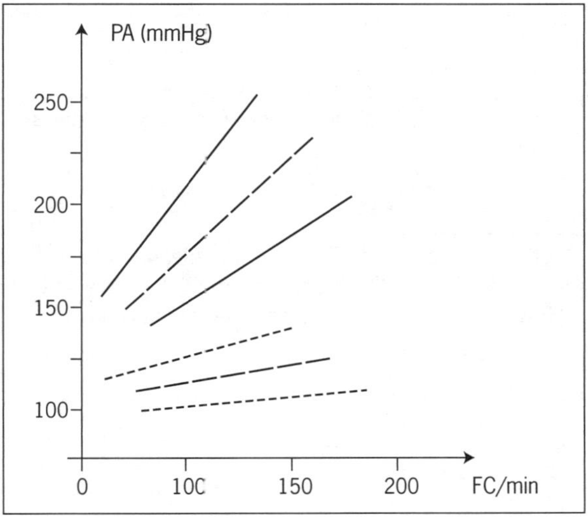

Figure 12-2 : Différents profils tensionnels d'effort (PAS) normaux et pathologiques

Courbe 1 : PAS normale et hypernormale à l'effort
Courbe 2 : PAS normale au repos et à l'effort.
Courbe 3 : PAS normale au repos et pathologique à l'effort.
Courbe 4 : PAS pathologique au repos et normale à l'effort.
Courbe 5 : PAS pathologique au repos et à l'effort.
Courbe 6 : PAS pathologique au repos et hyperpathologique à l'effort.

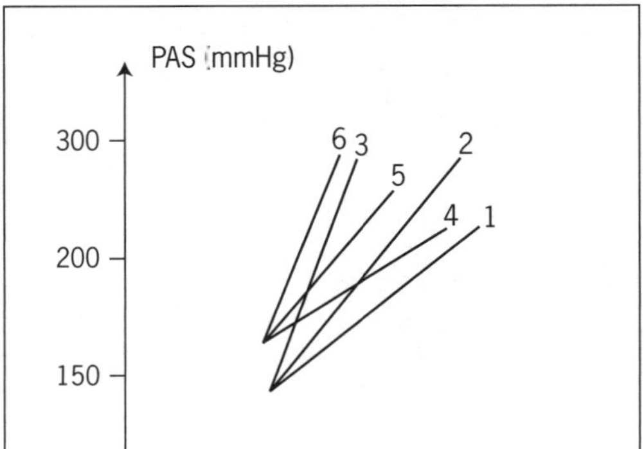

ÉVALUATION DU PROFIL TENSIONNEL D'EFFORT

L'évaluation du profil tensionnel peut avoir un intérêt dans l'HTA du sujet voulant avoir une activité sportive.

En pratique	
Informations apportées par l'épreuve d'effort	Signes en faveur d'une insuffisance coronarienne si épreuve d'effort positive Évaluation du profil tensionnel à l'effort
Quand demander une épreuve d'effort chez l'hypertendu	Forte suspicion d'insuffisance coronarienne : angor d'effort, troubles de repolarisation sur l'ECG de base, multiples facteurs de risque HTA du sportif pour voir le profil tensionnel d'effort

13 | Échocardiographie chez l'hypertendu

• L'échocardiographie cardiaque est un examen performant pour apprécier le retentissement cardiaque de l'hypertension artérielle.
• Sa réalisation lors du bilan initial et dans le suivi de l'hypertension est à discuter au cas par cas.

BUTS DE L'ÉCHOCARDIOGRAPHIE

L'échographie cardiaque a trois principaux intérêts chez l'hypertendu.

RECHERCHE D'UNE HYPERTROPHIE VENTRICULAIRE GAUCHE

L'échographie est l'examen de référence pour le diagnostic d'hypertrophie ventriculaire du fait de sa meilleure sensibilité et spécificité que l'ECG. Toutefois, la reproductibilité de la mesure des indices d'hypertrophie ventriculaire est mauvaise.

L'échographie permet d'apprécier le type d'hypertrophie (concentrique ou non) et son importance par l'estimation de la masse myocardique.

APPRÉCIATION DE LA FONCTION VENTRICULAIRE GAUCHE SYSTOLIQUE ET DIASTOLIQUE

Les indices échographiques d'évaluation de la fonction ventriculaire gauche sont nombreux et assez fiables.

RECHERCHE D'UNE CARDIOPATHIE ASSOCIÉE

On recherchera tout particulièrement sur ce terrain une cardiopathie ischémique avec troubles de la cinétique segmentaire.

SIGNES ÉCHOGRAPHIQUES DE L'HTA

SIGNES EN FAVEUR D'UNE HVG

Le calcul de l'HVG à l'échographie est basé sur la mesure de la paroi postérieure, du septum et du diamètre VG en télédiastole. Une HVG est définie par une augmentation de la masse VG. La masse VG doit être indexée à la surface corporelle ou à la taille du patient, en particulier chez le sujet obèse.

Le calcul de la masse VG se fait selon deux formules qui dépendent de règles de lecture définies préalablement.

Formule de Penn
MVG = 1,04 x [(DVG + SIV + PP)3 – DTD3] – 13,6 g
Formule de l'American Society of Echography (ASE)
MVG = 0,8 x [1,04 x (DVG + SIV + PP)3 – DTD 3] + 0,6 g
DVG : diamètre VG.
SIV : épaisseur du septum interventriculaire.
PP : épaisseur de la paroi postérieure.
DTD : diamètre télédiastolique VG.

Il n'existe pas de consensus sur le mode d'indexation et sur les valeurs seuils à utiliser.

Nous reproduisons dans le tableau 13-I les valeurs les plus récemment publiées.

Tableau 13.I – Masses myocardiques indexées les plus récemment publiées.

Masse myocardique	Homme	Femme
Masse indexée à la surface corporelle (Devereux 1992)	> 111 g/m^2	> 106 g/m^2
Masse indexée à la taille (De Simone, 1994)	> 50 g/m^{2,7}	> 47 g/m^{2,7}

Appréciation de la fonction VG

Évaluation de la fonction diastolique VG

La fonction diastolique VG est la première à s'altérer dans l'HTA.

Les signes en faveur d'une altération de la fonction diastolique sont :

- allongement de la durée de la relaxation isovolumétrique du VG (> 80 ms) mesurée en Doppler entre la fermeture aortique et l'ouverture mitrale ;
- diminution de la pente EF ;
- inversion du rapport E/A du flux mitral avec grande onde A ;
- augmentation du temps de décélération.

Évaluation de la fonction systolique VG

L'atteinte de la fonction contractile VG est tardive dans l'HTA se manifestant par :

- dilatation VG (diamètre télédiastolique VG > 55 mm) ;
- diminution de la fraction d'éjection VG ;
- diminution du pourcentage de raccourcissement des fibres VG.

Recherche d'une cardiopathie associée

On recherchera tout particulièrement une cardiopathie ischémique avec existence de troubles de la cinétique segmentaire.

QUAND DEMANDER UNE ÉCHOGRAPHIE CARDIAQUE CHEZ L'HYPERTENDU ?

La réalisation d'une échocardiographie lors du bilan initial et dans le suivi de l'hypertension est à discuter au cas par cas. Même si l'échographie fournit des éléments pronostiques importants en permettant la détection et la quantification de l'HVG, sa réalisation ne fait l'objet d'aucune recommandation lors de la prise en charge de l'hypertendu à sa phase initiale.

Une recommandation concerne uniquement la place de l'échocardiographie au cours du suivi de l'hypertendu.

Il paraît tout de même licite de réaliser une échographie cardiaque chez tout patient hypertendu qui servira de référence pour la suite. Celle-ci peut être faite lors du bilan initial ou dans le suivi ultérieur. Il n'y a pas de raison de la répéter en l'absence de signes d'appel particuliers.

En pratique

Les principaux apports de l'échocardiographie chez l'hypertendu sont les suivants :
- recherche d'une augmentation de la masse VG ;
- recherche d'une altération de la fonction diastolique VG ;
- recherche d'une altération de la fonction systolique VG ;
- recherche d'une cardiopathie associée.

14 | Échographie rénale et Doppler des artères

• Le Doppler des artères rénales est l'examen à réaliser en première intention lorsqu'une hypertension artérielle réno-vasculaire est suspectée.

BUTS DE L'ÉCHOGRAPHIE RÉNALE ET DU DOPPLER DES ARTÈRES RÉNALES

L'échographie conventionnelle rénale permet de visualiser les reins. Elle recherche une anomalie de la morphologie rénale qui peut être :

- à l'origine de l'hypertension : HTA secondaire à une néphropathie, HTA réno-vasculaire ;
- due au retentissement rénal de l'HTA avec des lésions de néphroangiosclérose.

L'examen Doppler des artères rénales va rechercher une sténose des artères rénales. Il associe :

- une étude en Doppler couleur qui permet un repérage des différentes structures vasculaires ;
- une étude en Doppler pulsé qui permet une quantification des lésions.

SIGNES ÉCHOGRAPHIQUES

ÉCHOGRAPHIE CONVENTIONNELLE

Elle étudie la morphologie rénale. Elle peut orienter vers une étiologie de l'HTA :

- un petit rein unilatéral évoque une atteinte réno-vasculaire unilatérale ;
- deux reins de petite taille évoquent une néphropathie chronique ;
- deux gros reins kystiques évoquent une polykystose ;
- une tumeur solide rénale doit faire rechercher un cancer.

DOPPLER COULEUR

Il fait une étude qualitative des structures vasculaires rénales associant :

- un repérage de l'origine, de la direction et du trajet des artères rénales ;
- une identification d'éventuelles artères rénales multiples qui se rencontrent dans 15 % des cas ;

• une visualisation des branches de division et de la vascularisation intrarénale jusqu'aux artères interlobulaires ;
• un repérage des zones de haute vitesse et de turbulence en faveur d'une sténose.

Doppler pulsé

La sonde de Doppler pulsé est positionnée au niveau des structures vasculaires repérées en Doppler couleur.

Le flux artériel rénal normal est de type systolo-diastolique. Sa vitesse au niveau du tronc de l'artère rénale est de 50 à 100 cm/s pour la systolique et de 20 à 30 cm/s pour la diastolique. Cette vitesse décroît au fur et à mesure que l'on progresse dans les branches de division.

En cas de sténose, on observe :

• au niveau de la sténose :
  – une augmentation des vitesses,
  – une augmentation du temps d'ascension systolique ;
• en aval de la sténose :
  – des turbulences,
  – une diminution de la vitesse maximale systolique et du temps d'ascension systolique ;
• au niveau rénal, en cas de sténose hémodynamiquement significative :
  – une diminution de la vitesse maximale systolique,
  – une augmentation du temps de montée systolique,
  – une augmentation des résistances intrarénales (valeur normale < 0,8).

INDICATIONS

Indications de l'échographie rénale

Une échographie rénale doit être réalisée quand il existe une insuffisance rénale sur le bilan biologique minimum initial recommandé par l'OMS chez tout hypertendu. Elle recherchera l'existence de lésions pouvant expliquer l'HTA et l'existence de lésions en rapport avec un retentissement de l'HTA au niveau rénal.

Indications du Doppler des artères rénales

L'échographie Doppler des artères rénales est devenue l'examen de référence pour la reconnaissance des sténoses de l'artère rénale. C'est l'examen à réaliser en première intention lorsque l'on suspecte une HTA rénovasculaire. Son intérêt tient au fait qu'elle est non invasive et peu onéreuse. Entre des mains expérimentées, sa sensibilité est de 80 % et sa spécificité de 90 %.

L'échographie Doppler rénale a deux limites :

• elle est opérateur-dépendant donnant des résultats subjectifs qui ne peuvent pas être soumis au jugement d'un observateur externe ;

- elle ne peut pas être réalisée chez tous les patients en raison des difficultés techniques engendrées par une mauvaise échogénicité qui peut être due à une obésité, à un météorisme abdominal ou à des cicatrices abdominales.

En pratique	
Échographie rénale	But : étude morphologique du rein Indications : insuffisance rénale ; suspicion d'une HTA rénovasculaire Limites : obésité, météorisme, cicatrices abdominales
Doppler des artères rénales	Méthode : étude de la vascularisation artérielle rénale par couplage du Doppler couleur qui permet un repérage qualitatif des vaisseaux et du Doppler pulsé qui étudie les flux artériels et quantifie les sténoses Indication : sténose de l'artère rénale Limites : examen opérateur-dépendant, obésité, météorisme, cicatrices abdominales

15 | Fond d'œil chez l'hypertendu

• Le fond d'œil n'a plus d'indication chez l'hypertendu en dehors de l'hypertension artérielle sévère et de l'hypertension artérielle chez le diabétique.

BUTS DU FOND D'ŒIL CHEZ L'HYPERTENDU

En France, le fond d'œil est réalisé par les ophtalmologistes, alors que dans les pays anglo-saxons, ce sont les généralistes et les internistes qui le pratiquent.

Le fond d'œil a pour principal intérêt de rechercher le retentissement ophtalmologique de l'HTA.

Au niveau de l'œil, l'hypertension artérielle est responsable de deux types de lésions :

- des lésions d'artériosclérose rétinienne qui se voient quel que soit le niveau de pression artérielle et qui sont relativement fréquentes ;
- des lésions de rétinopathie hypertensive directement corrélées au niveau de pression artérielle et ne se voyant que dans les HTA sévères. Elles sont rares aujourd'hui.

ÉLÉMENTS APPORTÉS PAR LE FOND D'ŒIL

Les lésions au fond d'œil sont de deux types :

- lésions d'artériosclérose rétinienne ;
- lésions de rétinopathie hypertensive.

LÉSIONS D'ARTÉRIOSCLÉROSE RÉTINIENNE

Ce sont les lésions suivantes :

- accentuation du reflet artériolaire et engainement artériel par épaississement de la paroi ;
- diminution du calibre artériel ;
- signe du croisement artério-veineux.

On peut observer des complications de l'artériosclérose rétinienne à type de :

- occlusion des branches veineuses rétiniennes ;
- macroanévrismes rétiniens.

Lésions de rétinopathie hypertensive

Ce sont les lésions suivantes :

- rétrécissement du calibre des vaisseaux ;
- nodules cotonneux (encore appelés nodules dysoriques) liés à une ischémie rétinienne localisée par oblitération aiguë d'une artériole pré-capillaire rétinienne. Cette ischémie localisée entraîne l'apparition de nodules cotonneux par accumulation de matériel axoplasmique au bord de la zone ischémique ;
- hémorragies intrarétiniennes qui sont de deux types :
  - hémorragies en flammèches, superficielles, péripapillaires par rupture de la barrière hémato-rétinienne interne,
  - hémorragies diffuses sur toute la rétine, profondes liées à des infarctus rétiniens ;
- exsudats profonds, secs liés à un œdème rétinien par hyperperméabilité vasculaire,
- œdème papillaire lié au gonflement axonal avec accumulation de matériel axoplasmique au niveau de la tête du nerf optique. C'est une urgence.

Tous ces signes ne sont pas spécifiques mais leur association fait porter le diagnostic de rétinopathie hypertensive.

Classifications des lésions vues au fond d'œil chez l'hypertendu

Classification de Keith et Wagener

Elle comprend 4 stades. C'est la classification la plus ancienne. Elle ne différencie pas les lésions de rétinopathie hypertensive des lésions liées à l'artériosclérose rétinienne.

– Stade I : rétrécissement artériel.
– Stade II : stade I plus signe du croisement.
– Stade III : stade II plus hémorragies et exsudats.
– Stade IV : stade III plus œdème.

Classification de Kirkendall

Elle doit actuellement être préférée à la classification ancienne de Keith et Wagener. Elle est mieux adaptée sur un plan physiopathologique. Elle différencie les lésions de rétinopathie hypertensives qui vont régresser lors de la normalisation des chiffres de pression artérielle des lésions d'artériosclérose rétinienne irréversibles.

Rétinopathie hypertensive

– Stade I : rétrécissement artériel sévère et diffus.
– Stade II : stade I plus hémorragies rétiniennes et nodules cotonneux.
– Stade III : stade II plus thrombose veineuse et engainement artériel.

Lésions d'artériosclérose rétinienne

– Stade I : signe du croisement artério-veineux.
– Stade II : stade I plus rétrécissement artériolaire localisé.
– Stade III : stade I plus thrombose veineuse et engainement artériel.

Évolution des lésions observées au fond d'œil

Les lésions d'artériosclérose rétinienne ne sont pas corrélées au niveau de PA. Elles ne sont guère modifiées par la normalisation des chiffres tensionnels.

Les lésions de rétinopathie hypertensive sont directement corrélées au niveau de PA et régressent avec la normalisation des chiffres tensionnels.

QUAND FAUT-IL RÉALISER UN FOND D'ŒIL CHEZ L'HYPERTENDU ?

La réalisation d'un fond d'œil s'impose si :

- d'HTA sévère récemment diagnostiquée ;
- de baisse d'acuité visuelle chez un hypertendu ;
- d'hypertendu diabétique.

Il n'y a pas d'indication à réaliser un fond d'œil dans l'HTA légère non compliquée.

En pratique	
Buts du fond d'œil chez l'hypertendu	Visualisation des lésions oculaires en rapport avec l'HTA
Lésions visibles au fond d'œil chez l'hypertendu	Lésions d'artériosclérose rétinienne non liées au niveau de PA : signe du croisement artério-veineux, rétrécissement artériel, engainement artériel, occlusions veineuses Lésions de rétinopathie hypertensive directement corrélées au niveau de PA : rétrécissement artériel, hémorragies rétiniennes, nodules cotonneux, œdème papillaire
Indications du fond d'œil chez l'hypertendu	HTA sévère de découverte récente Baisse d'acuité visuelle chez un hypertendu connu Hypertendu diabétique

16 | Écho-Doppler vasculaire

• Apprécier l'état vasculaire de l'hypertendu aide à la prise en charge de ces patients.
• L'indication des examens échographiques vasculaires ne doit pas être systématique mais guidée par la clinique.

BUTS DES ÉCHO-DOPPLER VASCULAIRES CHEZ L'HYPERTENDU

L'échographie Doppler vasculaire chez l'hypertendu aura pour but de :

- rechercher des localisations d'athérosclérose asymptomatique, d'autant plus que le patient associera plusieurs facteurs de risque cardiovasculaires ;
- préciser le retentissement de l'HTA sur les gros troncs vasculaires (étude de la compliance artérielle, mesure de l'épaisseur de la paroi artérielle) ;
- confirmer des anomalies artérielles suspectées par l'examen clinique.

ÉCHO-DOPPLER DES ARTÈRES À DESTINÉE ENCÉPHALIQUE

INDICATIONS

Ce sont :

- un accident ischémique transitoire ou un accident vasculaire cérébral constitué chez un hypertendu ;
- un souffle carotidien découvert à l'examen clinique ;
- le bilan systématique chez un hypertendu polyartériel.

RÉSULTATS

L'écho-Doppler des troncs supra-aortiques recherche :

- l'existence de sténose sur les trajets artériels avec quantification de ces anomalies et appréciation de leur retentissement hémodynamique ;
- l'existence de plaques athéromateuses en précisant :
  - leur siège,
  - leur régularité : une plaque régulière ne pose problème que si elle occlut plus de 75 % de la lumière artérielle tandis qu'une plaque irrégulière même plus petite est plus dangereuse car à haut risque emboligène,
  - leur longueur,

– leur épaisseur,
– leur nombre.

ÉCHOGRAPHIE DE L'AORTE ABDOMINALE

Elle a pour but de mettre en évidence un anévrisme de l'aorte abdominale.

INDICATIONS

Les principales indications de l'échographie abdominale chez un patient hypertendu sont :
- la découverte d'une tumeur battante et expansive au niveau de l'abdomen faisant évoquer un anévrisme de l'aorte abdominale ;
- un examen systématique chez un hypertendu de plus de 60 ans polyartériel ;
- le bilan vasculaire d'un patient ayant une HTA systolique isolée.

ÉLÉMENTS APPORTÉS PAR L'ÉCHOGRAPHIE DE L'AORTE ABDOMINALE

L'échographie de l'aorte abdominale va préciser :
- la taille de l'anévrisme qui sera opératoire s'il dépasse 5 cm ;
- les limites supérieures et inférieures de l'anévrisme en précisant s'il englobe ou non les artères iliaques primitives ;
- l'état de la paroi ;
- l'existence d'un thrombus.

ÉCHO-DOPPLER DES ARTÈRES DES MEMBRES INFÉRIEURS

Les principales indications de l'écho-Doppler des membres inférieurs chez l'hypertendu sont :
- la notion d'une claudication intermittente des membres inférieurs à l'interrogatoire ;
- la diminution, voire l'abolition d'un ou plusieurs pouls au niveau des membres inférieurs (fémoral, poplité, pédieux, tibial postérieur) ;
- la perception d'un souffle sur les trajets artériels à destinée des membres inférieurs ;
- un examen systématique chez un patient hypertendu ayant d'autres facteurs de risque cardiovasculaires, et présentant une HTA systolique isolée.

En pratique

Les principaux examens écho-Doppler vasculaires que l'on peut réaliser chez un hypertendu sont :
– un écho-Doppler des troncs supra-aortiques ;
– une échographie abdominale ;
– un écho-Doppler des artères des membres inférieurs.
Ces examens ne doivent pas être systématiques chez tous les hypertendus. Leurs indications sont à poser au cas par cas en fonction du contexte clinique.

17 | Épaisseur intima-média de la carotide

• La mesure de l'épaisseur intima-média est réalisée par un examen échographique et par une analyse automatisée de la paroi artérielle.
• La valeur de l'épaisseur intima-média est liée à l'importance des facteurs de risque cardiovasculaires.
• Une augmentation de l'épaisseur intima-média est le marqueur d'une élévation du risque de survenue d'une complication ischémique (accident vasculaire cérébral et infarctus du myocarde).

BUTS DE LA MESURE DE L'ÉPAISSEUR INTIMA-MÉDIA

La mesure de l'épaisseur de la paroi d'une artère ayant un trajet sous-cutané est possible par échographie et les méthodes d'analyse automatique apportent une fiabilité remarquable à la mesure de ce paramètre.

Au niveau de l'artère carotide, l'épaisseur intima-média est bien corrélée aux facteurs de risque classiques d'athérosclérose (pression artérielle, diabète, hypercholestérolémie, tabagisme, âge) d'une part, la présence de lésions athéroscléreuses au niveau d'autres sites artériels d'autre part et enfin la prévalence des maladies cardiovasculaires.

Des études épidémiologiques ont démontré que la mesure de l'épaisseur intima-média carotidienne était un marqueur du risque de maladies ischémiques (accident vasculaire cérébral et infarctus du myocarde) complémentaire des traditionnels facteurs de risque cardiovasculaires.

La prise en compte de ce paramètre améliore l'évaluation du risque cardiovasculaire des sujets asymptomatiques.

QUE RECHERCHER LORSQUE L'ON RÉALISE UNE MESURE DE L'ÉPAISSEUR INTIMA-MÉDIA ?

La mesure de l'épaisseur intima-média indique une distribution des valeurs avec un minimum à 0,4 mm et un maximum à 3 mm.

Sur l'artère carotide, l'épaisseur intima-média varie en fonction du site de la mesure. Il est le plus élevé au niveau de la bifurcation carotidienne et le plus bas au niveau de la carotide interne, alors que la mesure réalisée au niveau de la carotide primitive indique une valeur intermédiaire. La mesure de l'épaisseur intima-média sur un site carotidien n'est pas toujours en relation avec celle effectuée sur un autre site carotidien et cette observation est la conséquence du fait que l'athérosclérose est une maladie qui touche de façon focale les artères.

L'épaisseur intima-média est plus élevée chez l'homme que chez la femme d'environ 10 % sur tous les segments carotidiens. Elle augmente avec l'âge d'environ 0,01 mm par an sur l'artère carotide primitive et de 0,015 mm par an au niveau de la bifurcation carotidienne.

Le choix d'une valeur seuil définissant l'élévation anormale de l'épaisseur intima-média est arbitraire. Au niveau de la paroi profonde de la carotide primitive, une valeur supérieure à 0,90 mm chez l'homme et 0,85 mm chez la femme indique une atteinte vasculaire.

La détection d'une protrusion de la paroi artérielle dans la lumière ou de la modification de la qualité du signal échographique au niveau de la paroi artérielle (hyper- ou hypodensité) conduit à décrire la plaque artérielle. Une plaque peut être aussi définie par une augmentation de l'épaisseur intima-média supérieure à 1 mm. La recherche d'une plaque peut être soit qualitative au niveau des carotides primitives et des bifurcations qui sont les sites préférentiels de localisation de l'athérome, soit quantitative au niveau des carotides primitives. La présence d'une plaque indique une atteinte vasculaire.

QUAND RÉALISER LA MESURE DE L'ÉPAISSEUR INTIMA-MÉDIA CHEZ L'HYPERTENDU ?

La réalisation de la mesure de l'épaisseur intima-média fournit des éléments pour diagnostiquer une atteinte vasculaire préclinique. Chez un hypertendu en prévention primaire, l'estimation du risque cardiovasculaire est facilitée par le résultat de cet examen.

Même si la mesure de l'épaisseur intima-média fournit des informations pronostiques importantes, sa réalisation ne fait l'objet d'aucune recommandation lors de la prise en charge de l'hypertendu dans sa phase initiale.

En pratique

La mesure de l'épaisseur intima-média de la carotide est obtenue par échographie couplée à une mesure automatisée.

Une valeur supérieure à 0,9 mm chez l'homme ou 0,85 mm chez la femme ou la présence d'une plaque d'athérome traduit une atteinte vasculaire préclinique.

Sa réalisation ne fait actuellement l'objet d'aucune recommandation précise.

18 | Bilan hormonal chez l'hypertendu

• **Le bilan hormonal doit être effectué en deuxième intention en particulier chez l'hypertendu résistant aux traitements.**

RECHERCHE D'UN PHÉOCHROMOCYTOME

Le dosage des métanéphrines et normétanéphrines urinaires permet d'éliminer formellement le diagnostic de phéochromocytome lorsqu'il est normal.

Bien que le diagnostic de phéochromocytome soit souvent évoqué, il est exceptionnel d'en découvrir un. Le dosage des métanéphrines et normétanéphrines urinaires doit être réalisé chaque fois que l'on suspecte un phéochromocytome devant des symptômes évocateurs, mais aussi devant toute HTA de début brutal et symptomatique ou résistante au traitement.

Le dosage des métanéphrines et normétanéphrines urinaires est aujourd'hui le seul à demander lorsque l'on suspecte un phéochromocytome. Tous les autres dosages (VMA, catécholamines plasmatiques ou urinaires, dopamine) n'ont aucun intérêt en première intention dans le cadre du dépistage et ne devraient plus être prescrits en pratique de ville ou hospitalière en dehors de situations très exceptionnelles.

Ce dosage se fait en HPLC (chromatographie liquide de haute performance) sur les urines de 24 heures.

Le dosage est en faveur d'un phéochromocytome si la somme des métanéphrines et normétanéphrines est supérieure à 700 μg/24 h.

Aucune précaution de régime ou d'arrêt de traitement n'est nécessaire pour ce dosage qui apparaît très robuste dans son interprétation si le recueil urinaire a été effectué dans un récipient contenant de l'acide chlorhydrique et si le dosage de la créatinine urinaire est obtenu pour évaluer la réalité du prélèvement sur 24 heures.

Un seul dosage sur 24 heures est suffisant, et l'ancienne règle de la répétition des prélèvements sur trois jours n'est plus justifiée.

RECHERCHE D'UN HYPERALDOSTÉRONISME PRIMAIRE

Bien que l'hyperaldostéronisme primaire soit la cause la plus fréquente d'hypertension artérielle secondaire à une anomalie surrénalienne, ce diagnostic est rarement évoqué.

Un hyperaldostéronisme doit être recherché devant :

- une kaliémie inférieure à 3,6 mmol/L survenant chez un hypertendu non traité ne prenant ni laxatif, ni réglisse ou chez un hypertendu traité par inhibiteur de l'enzyme de conversion ou par antagoniste de l'angiotensine 2 ;

- une kaliémie inférieure à 3,6 mmol/L chez l'hypertendu traité par un thiazidique associé à un diurétique épargneur du potassium ;
- un hypertendu qui résiste aux traitements antihypertenseurs ;
- un patient qui était bien contrôlé par un traitement comportant de la spironolactone et qui depuis un changement de traitement a un déséquilibre de sa PA.

Le diagnostic d'hyperaldostéronisme repose sur le dosage de la rénine active et de l'aldostérone plasmatique et urinaire.

Bien que ces dosages soient effectués de façon fiable dans de nombreux laboratoires, les valeurs obtenues dépendent de façon majeure des conditions de prélèvement, de la nature des traitements antihypertenseurs, de l'état d'hydratation, de la position couchée ou debout, de l'heure du prélèvement, de l'âge et de la race du patient.

En pratique, le dosage est réalisé chez un patient ne présentant pas de perturbations de l'équilibre hydrosodé (régime normo-sodé, pas de prise de diurétiques, pas de troubles digestifs). Les antihypertenseurs (diurétiques, β-bloquants, inhibiteurs de l'enzyme de conversion, antagoniste de l'angiotensine 2) doivent être interrompus au moins 15 jours avant le dosage. Seuls les antagonistes calciques et les antihypertenseurs centraux ne perturbent pas le dosage.

Le dosage est fait en position couchée, après une heure de décubitus.

Le diagnostic d'hyperaldostéronisme primaire est confirmé en cas de :

- rénine active basse, inférieure à 5 pg/mL ;
- aldostérone plasmatique élevée, supérieure à 150 pg/mL avec des dérivés urinaires supérieurs à 20 µg/mL ;
- aldostérone plasmatique/rénine plasmatique supérieure à 23.

Une fois le diagnostic d'hyperaldostéronisme posé, il faut faire le diagnostic étiologique et surtout établir la différence entre adénome et hyperplasie. Pour cela, en dehors de l'imagerie (TDM, IRM) et de la phlébographie surrénalienne avec dosage de l'aldostérone, on dispose de tests hormonaux dynamiques qui sont :

- le test au captopril (1 mg/kg) ;
- le test de stimulation par orthostatisme (4 heures en position debout) ;

L'hyperplasie est freinable et stimulable alors que l'adénome est non freinable et non stimulable.

RECHERCHE D'UN HYPERCORTICISME

Le syndrome de Cushing est généralement évoqué devant certains symptômes fréquents en pratique courante et peu spécifiques (obésité, vergetures, asthénie).

Le diagnostic d'hypercorticisme est facilement éliminé par la réalisation d'un cortisol libre urinaire sur des urines de 24 heures. Un résultat inférieur à 60 µg/24 heures élimine formellement l'hypercorticisme, alors qu'une concentration supérieure à 300 µg/24 heures l'affirme. Pour les valeurs intermédiaires, on doit envisager un test de freinage court. Ce freinage court consiste à doser la cortisolémie à 8 heures du matin, après la prise à minuit de 1 mg de dexaméthasone. Un taux inférieur à 40 µg/L élimine avec quasi-certitude un hypercorticisme et permet d'interrompre le bilan. En l'absence de freinage, le patient doit être confié au spécialiste pour réalisation d'explorations plus complexes permettant de confirmer le diagnostic et d'en préciser l'étiologie.

AUTRES DOSAGES HORMONAUX

En fonction du contexte, d'autres étiologies endocriniennes pourront être suspectées devant une HTA et nécessiteront certains dosages hormonaux :

- suspicion de dysthyroïdie : dosage de T4 et TSH ;
- suspicion d'hyperparathyroïdie : dosage de la calcémie et de la PTH.

En pratique

Étiologie endocrinienne suspectée	Dosage hormonal à réaliser
Phéochromocytome	Métanéphrines et normétanéphrines sur les urines de 24 heures par HPLC
Hyperaldostéronisme primaire	Rénine active plasmatique Aldostérone plasmatique et urinaire
Hypercorticisme	Cortisol libre urinaire Test de freinage rapide si valeurs intermédiaires du cortisol libre urinaire (entre 60 et 300 μg/24 h)

QUATRIÈME PARTIE

Les formes cliniques de l'HTA

19 | HTA chez l'enfant

• Chez l'enfant, l'HTA est souvent sévère et symptomatique.
• Les causes rénovasculaires sont les plus fréquentes à tout âge. La coarctation de l'aorte et les thromboses de l'artère rénale se rencontrent chez le nouveau-né, les causes endocrinologiques après 5 ans.
• Les formes héréditaires « monogéniques » d'HTA sont très rares mais doivent être dépistées chez l'enfant.
• La lutte contre le surpoids est la première mesure à envisager dans l'hypertension artérielle essentielle du grand enfant.

MÉTHODES DE MESURE

La pression artérielle chez l'enfant doit être mesurée :

- au repos en évitant l'effet « blouse blanche » et en multipliant les mesures ;
- en utilisant un brassard adapté à la taille du bras. La poche gonflable du brassard doit couvrir 80 à 100 % de la circonférence du bras à mi-distance entre le coude et l'épaule. Pour un suivi chez l'enfant dès l'âge de 1 an, il est nécessaire de disposer de quatre tailles de brassard. Le brassard adapté à l'enfant mesure entre 8 et 11 cm de largeur et 13 et 20 cm de longueur ;
- par la méthode auscultatoire, restant la méthode de référence. Les appareils électroniques ne sont pas validés cliniquement pour une utilisation chez l'enfant. Malgré cette incertitude, leur utilisation se développe. Un brassard de taille la plus adaptée est indispensable.

Par méthode auscultatoire, la PAS est définie par l'apparition des bruits (phase 1) et la PAD par la disparition totale des bruits (phase 5 de Korotkoff). Chez le jeune enfant, les bruits peuvent ne jamais disparaître. Il sera retenu la phase 4 (atténuation) pour définir la PAD.

DÉFINITION DE L'HTA CHEZ L'ENFANT

L'HTA chez l'enfant est définie par l'écart aux valeurs moyennes de PA correspondant à une population de référence. On dispose de normes à tous les âges qui tiennent compte de l'âge (tableau 19-I), du sexe et de la taille (au-delà de 95 cm). On considère que :

- l'HTA est *confirmée* si la PA est de plus de +10 mmHg pour le 95e per centile ;
- l'HTA est *sévère* si la PA est entre + 10 et + 20 mmHg pour le 95e per centile ;

- l'HTA est *immédiatement menaçante* si la PA est de plus de +30 mmHg pour le 95e per centile

Tableau 19.I – Classification par tranche d'âge de l'HTA de l'enfant

	Limite supérieure de la normale 90e-94e per centile (mmHg)	Hypertension significative 95e-99e per centile (mmHg)	Hypertension grave > 99e per centile (mmHg)
Nouveau-nés 7 jours		PAS 96-105	PAS < 106
8/30 jours		PAD 104-109	PAD < 110
Nourrissons (< 2 ans)	PAS 104-111	PAS 112-117	PAS < 118
	PAD 70-73	PAD 74-81	PAD < 82
Enfants de 3 à 5 ans	PAS 108-115	PAS 116-123	PAS < 124
	PAD 70-75	PAD 76-83	PAD < 84
Enfants de 6 à 9 ans	PAS 104-121	PAS 122-129	PAS < 130
	PAD 74-77	PAD 78-85	PAD < 86
Enfants de 10 à 12 ans	PAS 122-125	PAS 126-133	PAS < 134
	PAD 78-81	PAD 82-89	PAD < 90
Enfants de 13 à 15 ans	PAS 130-135	PAS 136-143	PAS < 144
	PAD 80-85	PAD 86-91	PAD < 92
Enfants de 16 à 18 ans	PAS 136-141	PAS 142-149	PAS < 150
	PAD 84-91	PAD 92-97	PAD < 98

Extrait du JNC V-1993 et adapté du Rapport de la seconde force opérationnelle pour le contrôle de la pression artérielle de l'enfant, 1987.

En dehors des tables, il est proposé les formules d'approximation suivantes :
PAS = 100 + (âge en année x 2)
PAD = 60 + (âge x 2) avant 11 ans
PAD = 70 + (âge x 2) avant 11 ans

RECHERCHE D'UNE ÉTIOLOGIE

Le diagnostic établi, il doit être recherché une cause à l'HTA. Les HTA essentielles sont inexistantes avant 5 ans. On observe chez l'enfant les particularités suivantes :

- les causes rénovasculaires sont les plus fréquentes à tout âge ;
- la coarctation de l'aorte et les thromboses de l'artère rénale se rencontrent chez le nouveau-né ;
- les causes endocrinologiques s'observent après l'âge de 5 ans ;
- les formes héréditaires « monogéniques » d'HTA sont très rares mais doivent être dépistées chez l'enfant.

La probabilité d'une HTA secondaire est d'autant plus grande que la pression artérielle est élevée et que l'enfant est jeune.

Le tableau 19-II résume les principales causes d'HTA secondaire de l'enfant.

Tableau 19.II – Principales causes d'HTA secondaire chez l'enfant

Néphropathie : 65 à 80 % des cas	Atteinte rénale unilatérale – séquelles de pyélonéphrite – hypoplasie segmentaire – hydronéphrose – reflux vésico-urétéral – traumatisme Atteinte rénale bilatérale – Glomérulopathie aiguë ou chronique d'origine infectieuse ou dans le cadre d'une affection systémique (purpura rhumatoïde, syndrome hémolytique et urémique, lupus, périartérite noueuse) – Polykystose rénale – Insuffisance rénale aiguë Sténose des artères rénales
Causes cardiovasculaires : 5 à 15 % des cas	– Coarctation de l'aorte – Persistance du canal artériel
Causes endocriniennes : 5 % des cas	– Phéochromocytome – Hyperplasie surrénalienne par déficit en 11β- et 17α-hydroxylase – Hyperaldostéromisme primaire – Syndrome de Cushing
Autres causes : 5 % des cas	– Neurologique : encéphalite, hypertension intracrânienne, dysautonomie – Métabolique : hypercalcémie, porphyries – Médicamenteuse : corticoïdes, vitamine D, contraceptifs oraux, vasoconstricteurs nasaux, amphétamines, ciclosporine, érythropoïétine – Toxique : alcool, cocaïne, réglisse, plomb, mercure, cadmium
HTA héréditaires monogéniques	Hyperaldosétronisme sensible à la dexaméthasone, syndrome de Liddle, syndrome d'excès apparent en minéralocorticoïdes, HTA hyperkaliémique familiale

BILAN À RÉALISER DEVANT UN ENFANT HYPERTENDU

EXAMEN CLINIQUE

L'examen clinique recherche :

- l'anamnèse personnelle et familiale ;
- des signes oculaires : baisse de l'acuité visuelle ;
- des signes urinaires : pollakiurie, brûlures mictionnelles, difficultés mictionnelles ;
- des signes neurologiques : céphalées, convulsions, paralysie ;
- des signes cardiovasculaires : abolition des pouls fémoraux, souffle cardiaque, dyspnée ;
- une altération de l'état général.

EXAMENS PARACLINIQUES

Le bilan paraclinique sera entrepris après confirmation de la permanence d'une HTA (MAPA si un effet blouse blanche est suspecté). Il comporte :

- un bilan rénal (bandelette urinaire, créatininémie, kaliémie, calcémie) ;
- une échographie rénale avec Doppler des artères rénales ;
- un bilan cardiologique avec échographie (recherche HVG et dépistage d'une coarctation) ;
- un bilan endocrinien (métanéphrines, rénine, aldostérone, cortisol).

LES CAUSES D'HTA SECONDAIRE CHEZ L'ENFANT

Le premier bilan apporte le plus souvent le diagnostic d'une HTA secondaire chez l'enfant.

- La sténose de l'artère rénale est la cause la plus fréquente et un examen échographique rénal couplé au Doppler normal ne doit pas éliminer le diagnostic. La scintigraphie rénale sensibilisée par le captopril, l'angioscanner et l'angio-IRM sont les examens qui devront être réalisés en alternative de l'écho-Doppler rénal. L'artériographie rénale permet de confirmer le diagnostic et de réaliser le traitement de la sténose par angioplastie.
- Une anomalie du sédiment urinaire oriente vers une néphropathie, une glomérulo-néphrite aiguë post-infectieuse ou une autre néphropathie dont la nature sera précisée par une biopsie rénale.
- Les uropathies obstructives s'accompagnent souvent d'une HTA et l'échographie montre une dilatation des cavités rénales et des uretères.
- Une hypokaliémie est un signe qui évoque un hyperaldostéronisme secondaire (sténose de l'artère rénale) ou primaire (causes surrénaliennes).
- Lorsque les causes rénales ont été exclues on recherchera les causes endocriniennes (phéochromocytome, hyperplasie surrénalienne, maladie de Cushing).
- Les formes héréditaires monogéniques d'HTA sont à évoquer en présence d'une HTA avec dyskaliémie :
  - dans l'hyperaldostéronisme sensible à la dexaméthasone (aussi appelé GRA pour *Glucocorticoid-Remediable Aldosteronism*) ou hyperaldostéronisme primaire fami-

lial de type I, une hypokaliém e est secondaire à un tableau d'hyperaldosteronime primaire d'intensité variable s'associe une hyperplasie bilatérale ou micronodulaire sur le scanner. Sa transmission familiale autosomique dominante s'associe à une importante production de stéroides 18-hydroxylés dans les urines. Le diagnostic moléculaire est aujourd'hui possible. Le traitement comporte de faibles doses de dexaméthasone associée à un antialdostérone,

- dans le syndrome de Liddle, l'hypokaliémie avec alcalose métabolique s'associe à un hyporéninisme-hypoaldostéronisme. Une mutation est retrouvée pour les gènes codant pour les sous-unités β et γ du canal sodium épithélial responsable de la réabsorption du sodium par le tube collecteur rénal. Le traitement comporte l'amiloride ou le triamtérène associé à une restriction sodée,
- le syndrome d'excès apparent en minéralocorticoïdes ou syndrome d'Ulick est très rare et se révèle dès les premières années de vie par une HTA sévère avec hypokaliémie profonde associée à un hyporéninisme- hypoaldostéronisme. Le trouble est lié à un déficit de l'activité de la 11β HSD2, enzyme exprimée dans le tubule rénal et responsable de la dégradation du cortisol en cortisone (inactive sur le récepteur minéralocorticoïde). Les mutations sont inactivatrices du gène. Le diagnostic est biologique avec un déséquilibre de concentration entre le cortisol et la cortisone et de leurs dérivés (rapport élevé). Le traitement repose sur la dexaméthasone associée aux antialdosétrone ou à l'amiloride,
- une HTA avec hyperkaliémie est observée dans l'HTA hyperkaliémique familiale (HHF) ou syndrome de Gordon ou pseudohypoaldostéronisme de type 2. L'HTA qui peut débuter dans l'enfance s'associe à une kaliémie supérieure à 5,5 mmol/L avec une acidose hyperchlorémique sans altération de la fonction rénale. L'hyperkaliémie chronique est le plus souvent bien tolérée et le tableau hormonal est celui d'un hyporéninisme-hypoaldostéronisme. Deux gènes ont été identifiés qui codent pour une famille de kinases qui interagissent avec des transporteurs du tubule rénal distal participant au transfert de Na^+, Cl^- et K^+. Le traitement consiste en l'administration d'un diurétique thiazidique à faible dose.

L'HTA essentielle chez l'enfant

Lorsque le bilan n'a pas retrouvé une cause d'HTA secondaire, il faut alors évoquer une HTA essentielle. Le niveau de la PA est en général modéré et une histoire familiale d'HTA s'associe le plus souvent à un surpoids chez l'enfant.

Les traitements non médicamenteux seront toujours proposés en première intention chez ces enfants : mesures diététiques et reprise d'une activité physique et sportive.

TRAITEMENTS

Objectifs

Chez l'enfant hypertendu, le traitement d'une HTA secondaire permet le plus souvent la normalisation des chiffres tensionnels.

Dans certaines formes de néphropathies non curables chirurgicalement, le traitement a comme objectif le retour des chiffres de la PA en dessous du 95e per centile et la prévention de l'hypertrophie ventriculaire gauche.

Le traitement de l'HTA au long cours chez l'enfant et l'adolescent fera appel aux moyens non pharmacologiques et en cas d'échec aux médicaments antihypertenseurs.

Moyens non pharmacologiques

Les apports sodés excessifs doivent être normalisés chez l'enfant hypertendu, avec l'objectif d'un apport sodé de 6 g de NaCl par jour, soit 100 mmol/j d'élimination urinaire sur les urines des 24 heures.

La restriction sodée stricte, « le régime sans sel », n'est plus indiquée chez la grande majorité des enfants ou adolescents avec une HTA, car il est peu efficace et très mal suivi au long cours. Le régime désodé ne reste indiqué que dans les HTA associées à une rétention hydrosodée par néphropathie glomérulaire authentifiée.

Dans l'HTA essentielle de l'adolescent, la perte de poids est le premier moyen thérapeutique à mettre en œuvre. Une consultation diététique sera très utile pour aider à la réorganisation de l'équilibre alimentaire individuel et familial.

L'augmentation de l'activité physique et sportive est toujours conseillée, en particulier chez l'enfant ou l'adolescent en surpoids. La pratique d'une activité physique sportive ne doit pas être contre-indiquée du fait de l'hypertension artérielle mais au contraire favorisée en privilégiant les sports d'endurance.

L'urgence hypertensive chez l'enfant

Lorsque l'HTA est *immédiatement menaçante* avec une PA de plus de + 30 mmHg pour le 95e per centile ou en présence de signes de souffrance viscérale, l'hospitalisation s'impose pour la mise en route d'un traitement permettant le retour de la PA dans une zone non menaçante dans l'heure et dans une zone normale en 24 à 48 heures.

Il est utilisé les vasodilatateurs d'action immédiate (nicardipine en perfusion IV).

La prescription de nifédipine à 10 mg en capsule administrée par voie orale ou sublinguale est contre-indiquée, comme chez l'adulte, afin d'éviter un collapsus et le risque de survenue de lésions ischémiques cérébrales.

Traitement médicamenteux

Le traitement médicamenteux de l'HTA de l'enfant se heurte à l'empirisme qui a régné du fait de l'absence d'évaluation scientifique des médicaments chez l'enfant, et de l'inadaptation des formes galéniques à l'enfant.

Le traitement au long cours de l'HTA chez l'enfant et l'adolescent peut comporter :

- *les diurétiques* qui sont indiqués en cas de surcharge hydrosodée aiguë ou chronique (diurétique de l'anse ou thiazidique) ;
- *les bêtabloquants* pour lesquels les effets secondaires sont rares en dehors de leurs classiques contre-indications. Un essai randomisé mené récemment a montré une plus grande efficacité du bisoprolol à 2,5 mg associé à l'hydrochlorothiazide 6,25 mg par comparaison au placebo chez des enfants âgés de 6 à 12 ans mais une absence d'efficacité sur la baisse de la PA chez les adolescents ;
- *les IEC* qui sont efficaces dans de nombreuses formes d'HTA à rénine élevée (HTA rénovasculaires, HTA par néphropathie). Leur utilisation expose au risque d'hypotension de début de traitement, d'hyperkaliémie ou d'insuffisance rénale fonctionnelle. Un essai randomisé récent a montré que l'énalapril était utilisable en une prise

quotidienne à la dose de 2,5 mg/j chez l'enfant d'un poids < 50 kg, la dose chez le nourrisson étant de 0,05 mg/kg. L'effet maximum est observé après 15 jours de traitement ;

- *les ARA2* qui possèdent un profil d'efficacité proche de celui des IEC mais dont l'expérience reste limitée chez l'enfant. Une étude non randomisée a montré l'efficacité de l'irbesartan à la dose moyenne de 4,1 mg/kg. Une étude randomisée est en cours avec le valsartan ;
- *les antagonistes calciques*, très utilisés chez l'enfant. Les effets indésirables vasomoteurs sont souvent observés.

Les stratégies d'utilisation des antihypertenseurs sont comparables chez l'enfant et chez l'adulte. Le traitement débute par une monothérapie (antagoniste calcique, IEC ou ARA2, bêtabloquants) puis les associations sont proposées avec une priorité pour les diurétiques en cas de rétention hydrosodée.

En pratique

Chez l'enfant, l'HTA est souvent sévère et symptomatique.
Un bilan étiologique doit être entrepris pour dépister une cause secondaire.
Les causes rénovasculaires sont les plus fréquentes à tout âge.
Les formes héréditaires « monogéniques » d'HTA sont très rares mais doivent être dépistées chez l'enfant.
La lutte contre le surpoids est la première mesure à envisager dans l'hypertension artérielle essentielle du grand enfant.

20 | HTA de la femme enceinte

• L'HTA chez la femme enceinte est le symptôme d'une ischémie placentaire et d'une éventuelle souffrance fœtale. Sa prise en charge est plus obstétricale que cardiologique.
• La prise en charge et le pronostic sont différents selon que l'hypertension artérielle était connue ou non avant la grossesse.

DÉFINITION

L'HTA gravidique se définit par une PAS supérieure à 140 mmHg et/ou une PAD supérieure à 90 mmHg lors de deux consultations successives.

Les mesures de pression artérielle chez la femme enceinte se font dans les conditions suivantes :

- position assise ;
- en prenant la phase I de Korotkoff pour estimer la PAS et la phase V pour la PAD ;
- par automesure pour éliminer une hypertension isolée de consultation (effet « blouse blanche ») ;
- par MAPA pour éliminer une hypertension isolée de consultation et étudier le cycle nycthéméral de la PA dont l'inversion sera un facteur de mauvais pronostic.

DIAGNOSTIC

HTA CHRONIQUE

L'HTA est présente avant la vingtième semaine de grossesse. Elle était éventuellement connue avant la grossesse, traitée ou non.

PRÉ-ÉCLAMPSIE

L'HTA survient après la vingtième semaine de grossesse, le plus souvent chez la primigeste. Elle s'associe à une protéinurie supérieure à 0,5 g/L, à des œdèmes. La présence de troubles de la coagulation et de la fonction hépatique est un signe de gravité.

HTA TRANSITOIRE

L'HTA survient au cours de la première grossesse et récidive au cours des suivantes. Elle disparaît entre deux grossesses chez une patiente non hypertendue avant la grossesse. Elle ne s'associe pas à une protéinurie significative. Elle augmente le risque d'hypotrophie fœtale.

PRISE EN CHARGE ET SURVEILLANCE

La prise en charge doit associer les compétences obstétricale et cardiologique pour dépister des signes de souffrance fœtale et évaluer le risque de complication cardiovasculaire maternel conduisant à porter l'indication d'une interruption de la grossesse.

COMPLICATIONS

Complications maternelles

Éclampsie

Il s'agit d'une encéphalopathie hypertensive conséquence de l'élévation brutale de la PA qui provoque une perte de la régulation du débit cérébral. Le tableau clinique est celui d'une atteinte neurologique grave qui débute par des céphalées sévères avec troubles neurosensoriels (troubles visuels, vertiges). Des troubles digestifs avec douleur épigastrique en barre peuvent précéder une crise convulsive. Les complications cérébrales peuvent survenir avec hypertension intracrânienne et hémorragie cérébrale.

*HELLP syndrome (*Hemolysis Elevate Liver enzyme Low Platelets*)*

Il s'agit d'une complication grave traduction d'une hémolyse intravasculaire. Une atteinte hépatique avec cytolyse et une atteinte rénale sont souvent associées.

Complications fœtales

Hypotrophie fœtale

Elle est recherchée à l'échographie et fait dépister des anomalies au Doppler qui traduisent une ischémie placentaire et une souffrance fœtale. La présence d'une souffrance fœtale et de troubles maternels peut conduire à la décision de déclenchement de l'accouchement.

Hématome rétroplacentaire

Il s'agit d'un décollement prématuré du placenta normalement inséré. Il peut se compliquer de choc hypovolémique, d'une coagulation intravasculaire disséminée et d'une insuffisance rénale aiguë chez la mère. La souffrance fœtale peut conduire à la mort fœtale *in utero*.

SURVEILLANCE MATERNELLE

Facteurs cliniques de mauvais pronostic

Ce sont :

- pression artérielle diastolique supérieure à 90 mmHg ;
- inversion du cycle nycthéméral de PA sur la MAPA ;
- prise de poids rapide avec œdèmes ;
- oligurie ;
- troubles neurologiques.

Facteurs biologiques de gravité

Ce sont :

- protéinurie supérieure à 1 g/L ;
- uricémie supérieure à 60 mg/L ou anomalie de la courbe d'évolution ;
- créatinémie supérieure à 80 µmol/L ;
- plaquettes inférieures à 100 000/mm^3 ;
- coagulation intravasculaire disséminée avec produits de dégradation de la fibrine positifs, consommation du facteur VIII, baisse du fibrinogène ;
- hématocrite supérieur à 40 % ou inférieur à 25 % ;
- perturbation du bilan hépatique avec augmentation des transaminases et des LDH ;
- troubles de la glycémie.

SURVEILLANCE FŒTALE

Surveillance clinique

Elle comporte :

- mesure de la hauteur utérine ;
- décompte des mouvements actifs du fœtus par la mère qui est un facteur de mauvais pronostic si l'on enregistre une baisse de plus de 40 % d'un jour sur l'autre.

Monitoring du rythme cardiaque fœtal

Il se fait par télésurveillance deux à trois fois par jour.

Échographie-Doppler

L'échographie conventionnelle surveille :

- la croissance fœtale et sa vitalité ;
- la quantité de liquide amniotique à la recherche d'un oligoamnios qui reflète l'hypovolémie maternelle ;
- l'état du placenta.

Le Doppler de l'artère ombilicale fœtale mesure la résistance placentaire du fœtus. Celle-ci est corrélée à la sévérité de l'HTA, à l'importance du retard de croissance intra-utérin et de l'oligoamnios.

Le Doppler de l'artère utérine étudie l'état vasculaire de la mère.

Le Doppler des vaisseaux cérébraux du fœtus recherche une augmentation du flux diastolique qui est un facteur prédictif de souffrance fœtale aiguë.

TRAITEMENT DE L'HTA GRAVIDIQUE

On distingue le traitement de l'HTA chronique et celui de la pré-éclampsie.

TRAITEMENT DE L'HTA CHRONIQUE

S'il existait un traitement antérieur à la grossesse, les antihypertenseurs devant être obligatoirement stoppés sont les inhibiteurs de l'enzyme de conversion et les antagonistes de l'angiotensine 2. Les antagonistes calciques n'ont pas d'AMM au cours de la grossesse mais leur efficacité est reconnue. Les diurétiques ne sont pas recommandés au cours de la grossesse. Les β-bloquants et les antihypertenseurs centraux ont été évalués dans des essais thérapeutiques et ont montré leur efficacité sur la baisse tensionnelle et leur innocuité pour le fœtus et le nouveau-né.

S'il n'existait pas de traitement avant la grossesse, on préconise les mesures suivantes :

- repos au domicile ;
- instauration d'un traitement médicamenteux si la PAD est supérieure à 100 mmHg.

TRAITEMENT DE LA PRÉ-ÉCLAMPSIE

Le traitement de la pré-éclampsie comprend :

- une hospitalisation en milieu obstétrical spécialisé ;
- la prescription d'un traitement médicamenteux si malgré le repos la PAD est supérieure à 100 mmHg ;
- le déclenchement de l'accouchement quel que soit le terme en cas :
  - d'apparition de signes de détresse fœtale,
  - d'HTA incontrôlable,
  - de détérioration de la fonction rénale ou hépatique,
  - d'apparition de signes en faveur d'une éclampsie imminente,
  - d'anomalies sur le Doppler des artères utérines.

En pratique

Deux tableaux principaux au cours de l'HTA gravidique :
– HTA chronique : HTA existant avant la grossesse ou survenant avant 20 semaines de grossesse ;
– pré-éclampsie : HTA survenant après 20 semaines de grossesse et s'accompagnant d'une protéinurie et d'œdèmes des membres inférieurs.
Importance de la surveillance fœtale et maternelle par une équipe mixte obstétricale et cardiologique.

21 | HTA familiale ou essentielle

• Le diagnostic d'HTA familiale ou essentielle est porté chez un adulte de moins 50 ans dont un parent a été hypertendu avant l'âge de 50 ans.
• Le bilan initial est négatif.
• Le traitement de l'HTA familiale est basé sur l'association du suivi de mesures non médicamenteuses et de la prise de médicaments anti-hypertenseurs. C'est le niveau du risque cardiovasculaire qui indique le moment pour la mise en route du traitement médicamenteux.
• Dans l'HTA familiale, et dans les premières années du traitement, une monothérapie par un médicament du panier 1 (ARA2, IEC, bêta-bloquant) est le plus souvent efficace et bien toléré.

DIAGNOSTIC

CONFIRMATION DE L'HTA

Une élévation des chiffres de la PAS/PAD > 140/90 mmHg lors d'une consultation fait évoquer le diagnostic d'une HTA.

Le diagnostic d'HTA permanente ne sera retenu qu'après avoir obtenu la confirmation de la persistance de l'anomalie :

- au calme (pour éliminer l'élévation ponctuelle de la PA liée à un stress psychologique) ;
- au repos (pour éliminer l'élévation ponctuelle de la PA liée à un stress physique) ;
- après répétition de la mesure (pour éliminer une élévation non permanente de la PA).

L'HTA familiale est aussi appelée HTA essentielle ou HTA primaire.

CAUSES DE L'HTA FAMILIALE

Les anomalies hémodynamiques observées dans l'HTA familiale sont une augmentation du débit cardiaque (phase précoce) suivie d'une augmentation des résistances périphériques vasculaires alors que le débit cardiaque se normalise.

Les anomalies anatomiques observées dans l'HTA familiale sont un épaississement de la paroi des artères de petite taille (artérioles) alors qu'une plus grande réactivité aux stimuli qui provoquant une constriction des artères est démontrée. Une perte des propriétés de relaxation des artérioles peut être observée expérimentalement. Les anomalies associées à cette anomalie de fonctionnement des artérioles sont multiples (dysfonction de l'endothélium vasculaire, augmentation du tonus sympathique, perturbation de l'élimination rénale du sodium).

Une cause génétique est suspectée dans l'HTA familiale, mais le caractère polygénique ne permet pas, à ce jour, un diagnostic biologique.

Comme il n'est pas possible, dans la pratique clinique courante, de chercher à mettre en évidence une anomalie des artérioles et/ou d'en rechercher l'origine, il est classique de dire que L'HTA familiale n'a pas de cause.

Critères du diagnostic

Examen clinique

Il vérifie les points suivants :

- description de l'élévation de la PA :
  - prédominance de l'élévation de la PAD sur celle de la PAS,
  - pression pulsée (PAS – PAD) < 70 mmHg ;
- début de l'HTA avant l'âge de 50 ans ;
- antécédent familial d'HTA avant l'âge de 50 ans chez un des parents et/ou dans la fratrie ;
- découverte à l'occasion d'une mesure de la PA systématique (médecine du travail, examen médical pour une autre raison) ;
- absence de symptôme clinique habituellement associé ;
- aucune particularité à l'examen clinique n'orientant vers une étiologie.

Examens complémentaires

Le bilan OMS est habituellement sans anomalie.

Il existe une bonne concordance entre les chiffres de la PA de consultation et les mesures de la PA réalisées par MAPA ou par automesure.

Chez le sujet âgé de moins de 30 ans, il est souhaitable d'éliminer une cause rénovasculaire en particulier en cas d'HTA de début rapide et/ou de niveau élevé. Un Doppler des artères rénales est l'examen de première intention.

PRISE EN CHARGE INITIALE ET SURVEILLANCE

Prise en charge initiale

Elle comporte les étapes suivantes :

- confirmation du diagnostic d'HTA familiale :
  - affirmer la permanence de l'HTA,
  - éliminer les autres causes d'HTA,
  - confirmer le diagnostic sur le bilan clinique et complémentaire ;
- évaluation du risque cardiovasculaire :
  - recherche d'autres facteurs de risque cardiovasculaires,
  - recherche d'une atteinte d'organes cibles,
  - utilisation des outils d'évaluation ;

- mise en route d'un traitement :
  - décision d'une stratégie thérapeutique selon les recommandations basées sur le risque,
  - mesures non pharmacologiques,
  - début d'un traitement antihypertenseur.

Les recommandations de l'ESH 2003 sur l'initiation du traitement antihypertenseur selon le niveau de risque cardiovasculaire sont indiquées tableau 21-I.

Tableau 21.I – Recommandations de l'ESH 2003 sur l'initiation du traitement antihypertenseur selon le niveau de risque cardiovasculaire

	Pression artérielle (mmHg)				
	Normale PAS 120-129 ou PAD 80-84	**Normale haute PAS 130-139 ou PAD 85-89**	**Grade 1 PAS 140-159 ou PAD 90-99**	**Grade 2 PAS 160-179 ou PAD 100-109**	**Grade 3 PAS ≥ 180 ou PAD ≥ 110**
Aucun autre facteur de risque	Pas d'intervention sur la PA	Pas d'intervention sur la PA	Mesures non pharmacologiques pendant plusieurs mois, puis traitement médicamenteux, si le patient préfère et a les moyens financiers	Mesures non pharmacologiques pendant plusieurs mois, puis traitement médicamenteux	Traitement médicamenteux immédiat et mesures non pharmacologiques
1 ou 2 autres facteurs de risque	Mesures non pharmacologiques	Mesures non pharmacologiques	Mesures non pharmacologiques pendant plusieurs mois, puis traitement médicamenteux	Mesures non pharmacologiques pendant plusieurs mois, puis traitement médicamenteux	Traitement médicamenteux immédiat et mesures non pharmacologiques
3 autres facteurs de risque ou plus, ou diabète, ou atteinte d'un organe cible	Mesures non pharmacologiques	Traitement médicamenteux et mesures non pharmacologiques	Traitement médicamenteux et mesures non pharmacologiques	Traitement médicamenteux et mesures non pharmacologiques	Traitement médicamenteux immédiat et mesures non pharmacologiques
Antécédent de complications clinique	Traitement médicamenteux et mesures non pharmacologiques	Traitement médicamenteux immédiat et mesures non pharmacologiques	Traitement médicamenteux immédiat et mesures non pharmacologiques	Traitement médicamenteux immédiat et mesures non pharmacologiques	Traitement médicamenteux immédiat et mesures non pharmacologiques

Surveillance

L'efficacité et la tolérance du traitement sont évaluées :

- objectif tensionnel à atteindre en consultation : PAS/PAD < 140/90 mmHg ;
- objectif tensionnel à atteindre en automesure : PAS/PAD < 135/85 mmHg.

Lors de la phase d'institution du traitement, la fréquence des consultations sera mensuelle (délai nécessaire pour juger de l'efficacité d'un traitement). Lors de la phase d'équilibre (objectif tensionnel atteint avec une tolérance satisfaisante), elle sera de 3 ou 6 mois.

Doivent également être évaluées :

- la tolérance clinique à chaque consultation ;
- la tolérance biologique du traitement (selon la nature du traitement, tous les 6 à 12 mois) ;
- l'observance des traitements :
  - traitements médicamenteux,
  - mesures non pharmacologiques.

La surveillance doit procéder au dépistage d'une complication cardiovasculaire et de l'apparition de facteurs de risque métaboliques par la recherche :

- d'une coronaropathie (signes cliniques, ECG de repos tous les 2 ans en l'absence de symptômes, ECG d'effort en fonction du contexte et selon l'avis du spécialiste) ;
- d'une atteinte rénale (protéinurie, créatinine) tous les 2 ans ;
- de facteurs de risque métaboliques (dyslipidémie, diabète) tous les 2 ans.

Complications

Chez l'hypertendu non diagnostiqué ou non traité

Lorsque l'HTA familiale n'est pas diagnostiquée ou traitée, l'évolution va se faire vers une augmentation progressive des chiffres de la PA. L'HTA de grade 3 peut se compliquer d'une HTA maligne.

Des anomalies surviennent au niveau de l'ensemble du système cardiovasculaire et provoquent un retentissement des organes cibles (cœur, vaisseaux, rein). Ces anomalies peuvent rester asymptomatiques plusieurs années et évoluer vers une complication clinique cardiovasculaire.

Lors du bilan initial d'une HTA familiale, des anomalies asymptomatiques sur les organes cibles peuvent être mises en évidence (hypertrophie ventriculaire gauche cardiaque, atteinte rénale débutante avec microalbuminurie, hypertrophie des parois vasculaires). Cette découverte traduit une HTA ancienne non diagnostiquée ou non traitée.

Une complication cardiovasculaire est parfois la circonstance de découverte d'une HTA familiale non diagnostiquée ou non traitée. La mise en route d'un traitement pour l'HTA a montré ses bénéfices pour prévenir la récidive d'une nouvelle complication chez ces hypertendus. Chez ces sujets en prévention secondaire, le bilan initial et la prise en charge sera comparable à celle d'un patient hypertendu n'ayant pas fait de complications (sujet en prévention primaire).

Chez l'hypertendu traité

Diminution du risque de complications par le traitement antihypertenseur

Le traitement de l'HTA diminue le risque de survenue d'une complication cardiovasculaire. Les accidents vasculaires cérébraux et l'insuffisance cardiaque sont les complications dont la prévention est la plus efficace chez l'hypertendu traité, et c'est la maladie coronaire qui est la complication la plus fréquente. Ainsi chez des hypertendus traités et bien contrôlés âgés de 60 ans, il est observé 1,5 % de complications coronaires et 0,7 % d'accidents vasculaires cérébraux par an.

Diminution du risque de complications avec d'autres traitements (statine, aspirine)

Les essais thérapeutiques récents montrent que la prévention des complications cardiovasculaires chez l'hypertendu traité est meilleure lorsque d'autres thérapeutiques préventives sont associées aux traitements antihypertenseurs :

- une plus grande prévention des complications cardiovasculaires a été montrée par la prescription d'une statine chez des hypertendus ayant au moins trois autres facteurs de risque et chez des hypertendus ayant un diabète de type 2 ;
- une plus grande prévention des complications coronaires a été montrée par la prescription d'aspirine à faible dose chez des hypertendus ayant une altération débutante de la fonction rénale.

Changements de forme clinique de l'HTA familiale (figure 21-1)

Des modifications dans la forme clinique de l'HTA surviennent au cours du suivi :

- des facteurs de risques métaboliques et une HTA métabolique (HTA avec syndrome métabolique, HTA et diabète). Une prise de poids est un facteur favorisant cette transformation ;
- une atteinte artérielle (athérosclérose) au niveau des grosses artères (aorte, carotides, fémorales) et une HTA vasculaire (augmentation de la PAS et de la pression pulsée). Le vieillissement et la présence d'autres facteurs de risque (tabagisme, dyslipidémie, diabète) sont des facteurs favorisant cette transformation.

Figure 21-1 : Les changements de formes cliniques de l'HTA familiale

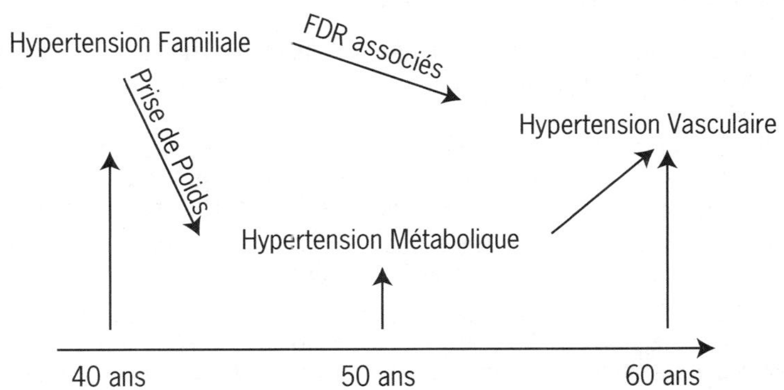

TRAITEMENT

Le traitement de l'HTA familiale est basé sur l'association du suivi de mesures non médicamenteuses et de la prise de médicaments antihypertenseurs. C'est le niveau du risque cardiovasculaire qui indique le moment pour la mise en route du traitement médicamenteux.

TRAITEMENTS NON MÉDICAMENTEUX

Les mesures non médicamenteuses qui réduisent la PA ou le risque cardiovasculaire sont les suivantes :

- arrêt du tabagisme ;
- perte de poids ;
- réduction de la consommation d'alcool ;
- exercice physique ;
- diminution de la consommation de sel ;
- augmentation de la consommation de fruits et légumes ;
- diminution de la consommation de graisses saturées et totales.

STRATÉGIES THÉRAPEUTIQUES

Le début du traitement médicamenteux

Le traitement doit être administré graduellement, et la PA cible obtenue progressivement.

Le traitement peut être initié par une monothérapie à dose standard ou par une association de deux médicaments avec une faible dose.

Pour une meilleure observance, le traitement choisi sera de préférence un médicament actif en une seule prise quotidienne.

Adaptation du traitement médicamenteux

Les effets indésirables varient selon les médicaments et les patients. Leur survenue est le plus souvent observée dans les premières semaines suivant l'institution du traitement.

L'efficacité d'un antihypertenseur varie selon les patients. Si une efficacité est notée dans les premiers jours qui suivent l'institution d'un traitement, l'efficacité maximum ne peut être évaluée qu'après au moins 4 semaines de prise médicamenteuse quotidienne.

Lorsque la tolérance du médicament n'est pas satisfaisante, l'essai d'une monothérapie d'une autre famille pharmacologique doit être proposé.

Lorsque l'objectif tensionnel n'est pas atteint sous une monothérapie, mais que la tolérance du médicament est satisfaisante, l'utilisation d'une bithérapie est recommandée. Certaines associations sont reconnues comme plus efficaces et/ou mieux tolérées. Les associations à doses fixes comportent deux antihypertenseurs à des dosages qui permettent d'obtenir une plus grande efficacité qu'une monothérapie. Certains effets indésirables peuvent être diminués.

Spécificités du traitement de l'HTA familiale

Dans l'HTA familiale, toutes les classes pharmacologiques ont montré une efficacité en monothérapie sur la baisse des chiffres de la PA.

Comme l'efficacité d'un antihypertenseur varie selon les patients, l'essai de plusieurs médicaments en monothérapie peut être nécessaire pour obtenir un traitement efficace et parfaitement toléré.

Dans l'HTA familiale, et dans les premières années du traitement, une monothérapie par un médicament du panier 1 (ARA2, IEC, bêtabloquant) est le plus souvent efficace et bien tolérée.

Lorsque pour obtenir la PA cible une multithérapie s'avère nécessaire, le choix d'une combinaison à dose fixe permet d'augmenter l'efficacité, de diminuer certains effets secondaires et de simplifier le traitement.

En pratique	
Diagnostic	Adulte de moins 50 ans HTA chez un membre de la famille avant 50 ans Bilan initial négatif
Caractéristique tensionnelle	PAD élevée Pression Pulsée < 70 mmHg
Traitement	Le risque cardiovasculaire indique le moment pour la mise en route du traitement médicamenteux. Dans les premières années du traitement, une monothérapie par un médicament du panier 1 (ARA2, IEC, bêtabloquant) est le plus souvent efficace et bien tolérée. La prévention des complications cardiovasculaires chez l'hypertendu traité ayant plusieurs autres facteurs de risque est meilleure lorsque d'autres thérapeutiques préventives (statine, aspirine) sont associées aux traitements antihypertenseurs.

22 | HTA vasculaire

• Le diagnostic d'HTA vasculaire est porté chez un hypertendu traité depuis plusieurs années, chez un sujet de plus de 60 ans et/ou chez ceux ayant été exposés à des facteurs de risque cardiovasculaires (tabagisme, dyslipidémie, diabète).
• L'élévation tensionnelle prédomine sur la PAS et la pression pulsée est élevée.
• Le bilan retrouve une atteinte vasculaire (athérome, diminution de la distensibilité artérielle) parfois asymptomatique.
• Les antagonistes calciques et les diurétiques thiazidiques sont plus efficaces que les IEC, les ARA2 et les bêtabloquants pour le contrôle de la PAS.
• Les associations d'antihypertenseurs sont le plus souvent nécessaires pour obtenir une PAS < 140 mmHg.
• En l'absence de dépistage et/ou de traitement, l'évolution se fera en quelques années vers une HTA sévère et/ou compliquée (accident vasculaire cérébral, insuffisance cardiaque).

DIAGNOSTIC

Confirmation de l'HTA

Une élévation des chiffres de la PAS/PAD > 140/90 mmHg lors d'une consultation fait évoquer le diagnostic d'une HTA.

Le diagnostic d'HTA permanente ne sera retenu qu'après avoir obtenu la confirmation de la persistance de l'anomalie :

- au calme (pour éliminer l'élévation ponctuelle de la PA liée à un stress psychologique),
- au repos (pour éliminer l'élévation ponctuelle de la PA liée à un stress physique)
- après répétition de la mesure (pour éliminer une élévation non permanente de la PA)

L'HTA vasculaire est aussi appelée HTA du sujet âgé ou HTA systolique.

Les causes de l'HTA vasculaire

Les anomalies hémodynamiques observées dans l'HTA vasculaire sont une diminution de la compliance artérielle systémique. La compliance segmentaire des artères de grande taille (aorte, artère carotide) est diminuée.

Les anomalies anatomiques observées dans l'HTA vasculaire sont un épaississement de la paroi des artères, une augmentation du contenu en collagène et une rupture des fibres élastiques au niveau de la média des artères élastiques. Des lésions d'athérome sont très souvent associées.

Il devient possible, dans la pratique clinique courante, d'estimer la perte de compliance des artères par la mesure de la vitesse de l'onde de pouls et par la mesure de la distensibilité des artères superficielles. Une évaluation de l'épaisseur de la paroi des artères superficielles et de la présence d'athérome est réalisable par la mesure de l'épaisseur intima-média.

Critères du diagnostic

Examen clinique

Il vérifie les points suivants :

- description de l'élévation de la PA :
  - l'élévation de la PAS prédomine sur celle de la PAD,
  - la PAD peut être normale < 90 mmHg (HTA systolique isolée),
  - la pression pulsée est augmentée : (PAS – PAD) ≥ 70 mmHg ;
- début de l'HTA après l'âge de 60 ans ;
- découverte chez un hypertendu traité depuis plusieurs années, ou par une mesure de PA systématique chez un sujet de plus de 60 ans et/ou exposé à des facteurs de risque cardiovasculaires (tabagisme, dyslipidémie, diabète) ;
- symptômes cliniques associés aux élévations parfois importantes de la PAS ;
- atteinte vasculaire clinique.

Examens complémentaires

Le bilan OMS relève :

- la présence de facteurs de risques métaboliques (déjà connus et traités) ;
- une augmentation de la créatinine (fait suspecter une sténose de l'artère rénale).

Il existe une mauvaise concordance entre les chiffres de la PA de consultation et les mesures de la PA réalisées par MAPA ou par automesure (grande variation des chiffres de la PAS, effet blouse blanche, hypertension masquée sous traitement).

Les explorations vasculaires permettant de révéler des anomalies sont les suivantes :

- échographie-Doppler (athérome, sténoses, thromboses, anévrismes) ;
- mesure de l'épaisseur intima-média (augmentation) ;
- vitesse de l'onde de pouls (augmentation).

La recherche d'une sténose de l'artère rénale est recommandée en cas d'HTA résistante, de souffle vasculaire abdominal, d'altération de la fonction rénale en particulier après prescription d'un IEC ou d'un ARA2. Le Doppler des artères rénales est l'examen de première intention

PRISE EN CHARGE INITIALE ET SURVEILLANCE

Prise en charge initiale

Elle comporte les étapes suivantes :

- confirmation du diagnostic d'HTA vasculaire
  - affirmation de la permanence de l'HTA (attention à la variabilité importante de la PA),
  - élimination des autres causes d'HTA (plus grande fréquence de sténose de l'artère rénale),
  - confirmation du diagnostic sur le bilan clinique et complémentaire ;
- évaluation du risque cardiovasculaire :
  - le sujet est le plus souvent déjà traité et/ou en prévention secondaire (les tables ne s'appliquent pas),
  - le sujet est toujours à risque élevé ;
- mise en route ou adaptation du traitement antihypertenseur :
  - mesures non pharmacologiques le plus souvent déjà suivies ou difficiles à appliquer (limitation de l'activité physique chez un sujet âgé, échec des mesures diététiques),
  - début d'un traitement antihypertenseur lorsque la permanence de l'HTA est confirmée,
  - adaptation d'un traitement ancien devenu inefficace sur le contrôle de la PAS.

Surveillance

L'efficacité et la tolérance du traitement sont évaluées :

- objectif tensionnel à atteindre en consultation : PAS/PAD < 140/90 mmHg ;
- objectif tensionnel à atteindre en automesure : PAS/PAD < 135/85 mmHg.

La variabilité importante de la PA doit conduire à réaliser des mesures en dehors du cabinet médical lors de phase d'institution ou d'adaptation du traitement, la fréquence des consultations sera mensuelle (délai nécessaire pour juger de l'efficacité d'un traitement).

Lors de la phase d'équilibre du traitement (objectif tensionnel atteint avec une tolérance satisfaisante), la fréquence des consultations est de 3 ou 6 mois. Une fois par an une évaluation de la PA en dehors du cabinet médical est utile (automesure avant la consultation).

Doivent également être évaluées :

- la tolérance clinique à chaque consultation ;
- la tolérance biologique du traitement (en cas de prescription d'un IEC ou d'un ARA2, la créatinine et la kaliémie seront dosées après 1 mois de l'institution du traitement puis tous les 12 mois car ces patients âgés sont à risque d'une atteinte rénale ou rénovasculaire) ;

- l'observance des traitements :
  - traitements médicamenteux,
  - mesures non pharmacologiques.

La surveillance doit procéder au dépistage d'une complication cardiovasculaire et de l'apparition de facteurs de risque métaboliques par la recherche :

- d'une coronaropathie (signes cliniques, ECG de repos tous les 2 ans en l'absence de symptômes, ECG d'effort en fonction du contexte et selon l'avis du spécialiste) ;
- d'une atteinte rénale (protéinurie, créatinine) une fois par an ;
- de facteurs de risque métaboliques (dyslipidémie, diabète) tous les 2 ans.

Complications

Chez l'hypertendu non diagnostiqué ou non traité et chez l'hypertendu de plus de 80 ans

Lorsque l'HTA vasculaire n'est pas diagnostiquée ou traitée, en particulier chez le sujet âgé ou très âgé, les complications les plus fréquentes sont l'accident vasculaire cérébral et l'insuffisance cardiaque de type diastolique.

Une complication cardiovasculaire est parfois la circonstance de découverte d'une HTA vasculaire non diagnostiquée ou non traitée. La mise en route d'un traitement pour l'HTA a montré ses bénéfices pour prévenir la récidive d'une nouvelle complication chez ces hypertendus, en particulier chez le sujet âgé de plus de 80 ans. Chez ces sujets en prévention secondaire, le bilan initial et la prise en charge seront comparables à ceux d'un patient hypertendu n'ayant pas fait de complications (sujet en prévention primaire).

Chez l'hypertendu traité

Diminution du risque de complications par le traitement antihypertenseur

Le traitement de l'HTA vasculaire diminue le risque de survenue d'une complication cardiovasculaire. Ce bénéfice a été démontré lorsque l'HTA est systolique isolée (PAS > 160 mmHg et PAD < 90 mmHg), chez les sujets âgés de plus de 70 ans et chez les sujets très âgés (plus de 80 ans).

Les accidents vasculaires cérébraux et l'insuffisance cardiaque sont les complications dont la prévention est la plus efficace chez l'hypertendu vasculaire traité.

Diminution du risque de complications avec d'autres traitements (statine, aspirine)

Chez l'hypertendu vasculaire, les thérapeutiques des maladies métaboliques (hypolipidémiants, hypoglycémiants) sont souvent déjà prescrites pour la prise en charge de ces pathologies associées. Les essais thérapeutiques récents montrent que la prévention des complications cardiovasculaires chez l'hypertendu ayant un risque cardiovasculaire élevé (plusieurs autres facteurs de risque, prévention secondaire) est meilleure lorsque d'autres thérapeutiques préventives sont associées aux traitements antihypertenseurs :

- une plus grande prévention des complications cardiovasculaires a été montrée par la prescription d'une statine chez des hypertendus en prévention secondaire, chez ceux ayant au moins trois autres facteurs de risque et chez des hypertendus ayant un diabète de type 2 ;

- une plus grande prévention des complications coronaires a été montrée par la prescription d'aspirine à faible dose chez des hypertendus ayant une altération débutante de la fonction rénale.

TRAITEMENT

Le traitement de l'HTA vasculaire est difficile car il fait souvent suite à plusieurs années de prise en charge pour une HTA et/ou des anomalies métaboliques. De nombreux traitements (non médicamenteux et médicamenteux) ont déjà été prescrits et se sont montrés inefficaces et/ou mal tolérés.

TRAITEMENTS NON MÉDICAMENTEUX

L'initiation et/ou la poursuite des mesures non médicamenteuses qui réduisent la PA et les anomalies métaboliques sont conseillées :

- arrêt du tabagisme ;
- perte de poids ;
- réduction de la consommation d'alcool ;
- exercice physique ;
- diminution de la consommation de sel ;
- augmentation de la consommation de fruits et légumes ;
- diminution de la consommation de graisses saturées et totales.

Chez certains sujets, en particulier âgés, plusieurs de ces moyens sont parfois difficiles ou impossibles à mettre en œuvre du fait de handicaps ou d'absence de motivation.

STRATÉGIES THÉRAPEUTIQUES

Le début du traitement médicamenteux

Le traitement doit être administré graduellement, et la PAS cible obtenue progressivement.

Il peut être initié par une monothérapie à dose standard.

Pour une meilleure observance, le traitement choisi sera de préférence un médicament actif en une seule prise quotidienne.

Adaptation du traitement médicamenteux

Souvent, le traitement antihypertenseur ancien est devenu inefficace sur la PAS et doit être adapté.

Le dosage d'un médicament antérieur peut être augmenté.

Un nouveau médicament peut être débuté en plus du traitement antérieur.

Un médicament antérieur peut être diminué ou stoppé pour être remplacé par un autre médicament plus actif pour contrôler la PAS.

Spécificités du traitement de l'HTA vasculaire

Dans l'HTA vasculaire, toutes les classes pharmacologiques ont montré une efficacité en monothérapie sur la baisse des chiffres de la PA mais un médicament du panier 2 (antagoniste calcique, diurétique thiazidique) est plus efficace pour obtenir une baisse de la PAS.

Pour obtenir la PAS cible < 140 mmHg, une multithérapie s'avère très souvent nécessaire.

Les bithérapies efficaces pour obtenir le contrôle de la PAS sont :

- un antagoniste calcique + un diurétique thiazidique ;
- un médicament du panier 1 (ARA2, IEC, bêtabloquant) + un médicament du panier 2 (antagoniste calcique, diurétique thiazidique).

Les trithérapies efficaces pour obtenir le contrôle de la PAS comportent :

- un médicament du panier 1 (ARA2, IEC, bêtabloquant) + un antagoniste calcique + un diurétique thiazidique.

Les antihypertenseurs centraux ont montré une bonne efficacité sur le contrôle de la PAS. Leur utilisation est souvent utile chez des patients qui ont montré une inefficacité et/ou une intolérance aux autres classes thérapeutiques.

En pratique	
Diagnostic	Hypertendu traité depuis plusieurs années Sujet de plus de 60 ans Sujet exposé à des facteurs de risque cardiovasculaires (tabagisme, dyslipidémie, diabète).
Caractéristique tensionnelle	Prédominance de l'élévation de la PAS sur celle de la PAD Pression pulsée élevée ≥ 70 Grande variation des chiffres de la PA
Traitement	Souvent adaptation d'un traitement antihypertenseur ancien devenu inefficace sur la PAS Toutes les classes pharmacologiques ont montré une efficacité en monothérapie sur la baisse des chiffres de la PA mais un médicament du panier 2 (antagoniste calcique, diurétique thiazidique) est plus efficace pour obtenir une baisse de la PAS.

23 | HTA endocrinienne

• L'hyperaldostéronisme primaire n'est pas une cause exceptionnelle d'hypertension artérielle secondaire, elle doit être recherchée systématiquement devant une HTA résistante.
• Le phéochromocytome est souvent évoqué mais très exceptionnellement retrouvé. Pour éliminer ce diagnostic, le dosage des métanéphrines et des normétanéphrines sur un recueil urinaire de 24 heures est aujourd'hui le seul à demander.
• L'hypercorticisme est évoqué devant des signes cliniques associés à une HTA qui n'est pas toujours sévère (asthénie, obésité facio-tronculaire, vergetures, amyotrophie, diabète).

CHEZ QUELS PATIENTS SUSPECTER UN HYPERALDOSTÉRONISME PRIMAIRE ?

Une hypokaliémie doit être systématiquement recherchée chez l'hypertendu.

Toute hypertension associée à une hypokaliémie inférieure à 3,7 mmol/L doit faire évoquer la possibilité d'un hyperaldostéronisme.

Le dosage de la kaliémie fait partie du bilan initial à effectuer chez tout hypertendu et devrait être répété au cours du suivi. En effet l'hypokaliémie ne survient parfois que secondairement au diagnostic initial de l'hypertension.

Des hyperaldostéronismes primaires à kaliémie normale ont aussi été observés.

Une hypokaliémie peut être secondaire à des pertes digestives (diarrhées, vomissements). Une acidose métabolique accompagne l'hypokaliémie par perte digestive basse. Une baisse de la réserve alcaline est observée.

Une hypokaliémie peut être secondaire à des pertes rénales. Les médicaments diurétiques et les corticoïdes induisent une hypokaliémie qui s'accompagne d'une alcalose métabolique. Une élévation de la réserve alcaline est observée.

Lorsque l'hypokaliémie est secondaire à un hyperaldostéronisme primaire, le rapport Na/K urinaire est supérieure à 1 et il existe une élimination urinaire de potassium inadaptée à l'hypokaliémie (kaliurèse > 50 mmol/24 h). Dans l'hyperaldostéronisme secondaire, le rapport Na/K urinaire est inférieur à 1.

Une hypokaliémie survenant sous un traitement diurétique doit faire rechercher un hyperaldostéronisme primaire après arrêt du traitement diurétique.

Une consommation de réglisse doit être recherchée devant toute hypokaliémie chez un hypertendu.

COMMENT CONFIRMER L'HYPERALDOSTÉRONISME ?

Le diagnostic positif d'hyperaldostéronisme repose sur l'exploration du système rénine-angiotensine-aldostérone. Le diagnostic d'hyperaldostéronisme repose sur le dosage de la rénine active plasmatique et de l'aldostérone plasmatique et urinaire.

Bien que ces dosages soient effectués de façon fiable dans de nombreux laboratoires, les valeurs obtenues dépendent de façon majeure des conditions de prélèvement, de la nature des traitements antihypertenseurs, de l'état d'hydratation, de la position couchée ou debout, de l'heure du prélèvement, de l'âge et de la race du patient.

En pratique, le dosage est réalisé chez un patient ne présentant pas de perturbations de l'équilibre hydrosodé (régime normosodé, pas de prise de diurétiques, pas de troubles digestifs). Les antihypertenseurs (diurétiques, β-bloquants, inhibiteurs de l'enzyme de conversion, antagoniste de l'angiotensine 2) doivent être interrompus au moins 15 jours avant le dosage. Seuls les antagonistes calciques et les antihypertenseurs centraux ne perturbent pas le dosage.

Le dosage est fait en position couchée, après une heure de décubitus.

L'exploration comprend un dosage de :

- la rénine active plasmatique ;
- l'aldostérone plasmatique ;
- l'aldostérone urinaire sur 24 heures.

DIAGNOSTIC D'HYPERALDOSTÉRONISME PRIMAIRE

Le diagnostic d'hyperaldostéronisme primaire est confirmé si :

- la rénine active est basse, inférieure à 5 pg/mL ;
- l'aldostérone plasmatique est élevée, supérieure à 150 pg/mL avec des dérivés urinaires supérieurs à 20 µg/24 h.
- le rapport aldostérone plasmatique sur rénine plasmatique est supérieur à 23.

DIAGNOSTIC D'HYPERALDOSTÉRONISME SECONDAIRE

Le diagnostic d'hyperaldostéronisme secondaire est porté si :

- la rénine active est élevée, supérieure à 30 pg/24 h ;
- l'aldostérone plasmatique est élevée, supérieure à 150 pg/mL avec des dérivés urinaires supérieurs à 20 µg/24 h ;
- le rapport aldostérone plasmatique sur rénine plasmatique est inférieur à 23.

DIAGNOSTIC ÉTIOLOGIQUE

Le diagnostic étiologique repose sur :

- le caractère uni- ou bilatéral des lésions ;
- le caractère autonome ou non de l'hyperaldostéronisme.

Principales étiologies

Elles sont dominées par l'adénome de Conn et l'hyperplasie bilatérale des surrénales.

Exceptionnellement il s'agit de carcinomes ou de causes génétiques comme l'hyperaldostéronisme sensible aux glucocorticoïdes.

TDM surrénalienne

C'est l'examen de référence qui permet de faire le diagnostic étiologique en montrant :

- soit un adénome hypodense, isolé, habituellement d'une taille de 10 mm ;
- soit une hyperplasie surrénalienne bilatérale sans image nodulaire.

Le diagnostic morphologique est souvent difficile pour les adénomes de petite taille.

L'exploration radiologique doit être de bonne qualité avec des coupes minces (de 3 à 5 mm) et des clichés avant puis après injection de produit de contraste.

Exploration hormonale complémentaire

Pour confirmer le caractère autonomisé ou non des anomalies surrénaliennes, on aura recours à des explorations hormonales complémentaires.

Test de stimulation par l'orthostatisme

Après une heure d'orthostatisme, on observe :

- une augmentation de l'aldostérone plasmatique dans l'hyperplasie et l'absence d'élévation dans l'adénome de Conn ;
- l'absence d'élévation de la rénine qui traduit le caractère primaire de l'hyperaldostéronisme caractéristique de l'hyperplasie et de l'adénome de Conn.

Test au captopril

Le captopril modifie les dosages de la rénine et de l'aldostérone.

Chez l'hypertendu essentiel, on observe entre la 60e et la 120e minute suivant son administration une élévation de la rénine et une baisse de l'aldostérone.

Dans l'hyperaldostéronisme primaire la rénine ne s'élève pas et l'aldostérone ne s'abaisse pas, ce qui traduit l'autonomisation de la sécrétion d'aldostérone.

Pour réaliser le test, le captopril est administré *per os* à la dose de 1 mg/kg, le matin chez un patient en position couchée depuis une heure. La rénine et l'aldostérone plasmatique sont prélevées juste avant l'administration de captopril, et à la 90e minute alors que le sujet est resté en décubitus dans des conditions de calme physique et psychique.

Aucun traitement antihypertenseur pouvant interférer avec le système rénine-angiotensine-aldostérone ne doit être prescrit depuis au moins 15 jours. En pratique, seuls les antagonistes calciques et les antihypertenseurs centraux peuvent être prescrits dans les jours précédant ce test. Le traitement n'est pas administré le matin du test. Un régime alimentaire normalement salé est indispensable dans les 8 jours qui précèdent le test. L'équilibre hydrosodé doit être stable et il ne faut pas réaliser le test chez un patient deshydraté (diarrhées, vomissements).

Le test au captopril apporte des arguments pour différencier un adénome de Conn d'une hyperplasie bilatérale. Dans l'adénome de Conn le profil hormonal n'est pas modifié par le captopril (rénine basse, aldostérone élevée), alors que dans l'hyperplasie la rénine peut augmenter et l'aldostérone diminuer à une valeur inférieure à 100 pg/mL.

Test de charge en sel

L'administration de 2 L de sérum physiologique par voie intraveineuse sur une période de 2 heures est utilisée pour induire une augmentation du volume plasmatique et évaluer la réponse de l'aldostérone.

Chez l'hypertendu essentiel, on observe une diminution de l'aldostérone dont la valeur va s'effondrer à la deuxième heure du test.

Dans l'hyperaldostéronisme primaire l'aldostérone ne s'abaisse pas, ce qui traduit l'autonomisation de la sécrétion d'aldostérone.

Ce test, qui était très utilisé avant que le test au captopril ne soit mis au point, expose au risque de décompensation cardiaque chez les sujets hypertendus. Il ne doit plus être utilisé aujourd'hui que dans les circonstances où se posent des difficultés importantes de diagnostic différentiel entre adénome de Conn et hyperplasie.

Dosage de l'aldostérone dans les veines surrénaliennes

C'est un examen difficile, invasif, qui doit être réservé pour les patients chez lesquels persiste un doute diagnostique entre adénome et hyperplasie.

Le diagnostic d'adénome sera évoqué sur le caractère unilatéral de la sécrétion d'aldostérone. Ce dernier sera estimé par un dosage de l'aldostérone et du cortisol dans les deux veines surrénales. Un rapport aldostérone/cortisol cinq fois plus élevé du côté suspect que du côté sain est en faveur d'un adénome.

L'imagerie de la surrénale par phlébographie ne devrait plus être réalisée. Cet examen est d'un rendement diagnostique mauvais et expose au risque d'hématome surrénalien.

Cas particulier de l'hyperaldostéronisme primaire sensible à la dexaméthasone

Il se manifeste par une HTA de révélation précoce, se compliquant fréquemment d'hémorragie cérébrale.

Sur le plan biologique, il entraîne :

- une hypokaliémie modérée ;
- une baisse de la rénine plasmatique ;
- une élévation variable de l'aldostérone qui est sous contrôle de l'ACTH et freinable par la dexaméthasone ;
- une augmentation des dérivés 18 oxo- et 18 OH-cortisol urinaire.

Il s'agit dune affection génétique. L'hyperaldostéronisme est déterminé par le gène de l'aldostérone syntase-11-hydroxylase porté par le chromosome 8.

Traitements

Traitement de l'adénome de Conn

Le traitement de l'adénome de Conn est chirurgical, soit par adénomectomie, soit par surrénalectomie unilatérale.

Cette intervention :

- entraîne une faible morbidité ;
- normalise dans tous les cas la kaliémie ;
- normalise la pression artérielle dans 50 à 70 % des cas. Il faut savoir que l'on aura une réponse plus favorable de la chirurgie sur la pression artérielle si le patient était répondeur à la spironolactone en préopératoire. Un traitement par la spironolactone en préopératoire à la dose de 1 à 2 mg/kg/j est toujours réalisé dans les semaines qui précèdent l'intervention chirurgicale.

Traitement de l'hyperplasie bilatérale des surrénales

Le traitement de l'hyperplasie bilatérale des surrénales repose sur la spironolactone (1 mg/kg) qui permet de normaliser la pression artérielle chez une majorité de patients. En cas d'échec ou d'intolérance des antialdostérones, il sera associé un antagoniste calcique (qui permet de diminuer la sécrétion d'aldostérone), ou un diurétique thiazidique à faible dose (du fait de la rétention hydrosodée présente chez ces sujets). L'amiloride à la dose de 10 à 20 mg/j est une alternative à la spironolactone en cas d'intolérance. L'éplérénone (*Inspra*) à la dose de 100 à 200 mg/j a montré son efficacité pour le traitement des HTA par hyperaldostéronisme primaire.

CHEZ QUELS PATIENTS SUSPECTER UN PHÉOCHROMOCYTOME ?

Le diagnostic de phéochromocytome sera suspecté dans les circonstances suivantes :

- HTA associée à la triade symptomatique sueurs, céphalées et palpitations ;
- HTA paroxystique ;
- HTA associée à des épisodes d'hypotension orthostatique ;
- HTA résistante aux traitements ;
- présence de l'une des affections héréditaires suivantes :
  - neurofibromatose de Recklinghausen,
  - syndrome de Von Hippel Lindau avec hémangiome du cervelet,
  - syndrome de Wermer ou neuro-endocrinopathie multiple de type I (ou MEN de type I) associant hyperparathyroïdie, tumeur pancréatique et adénome hypophysaire sécrétant,
  - syndrome de Sipple ou MEN de type IIa associant phéochromocytome bilatéral, cancer médullaire de la thyroïde et hyperparathyroïdie,
  - MEN de type IIb associant neuromes mucocutanés, tumeur surrénalienne bilatérale, cancer médullaire de la thyroïde et ganglioneuromes des plexus sympathiques viscéraux.

COMMENT CONFIRMER LE DIAGNOSTIC DE PHÉOCHROMOCYTOME ?

Le diagnostic positif de phéochromocytome repose sur le dosage des dérivés des catécholamines urinaires, les métanéphrines et les normétanéphrines.

Le dosage des métanéphrines et normétanéphrines urinaires est aujourd'hui le seul dosage à demander lorsque l'on suspecte un phéochromocytome. Tous les autres dosages (VMA, catécholamines plasmatiques ou urinaires, dopamine) n'ont aucun intérêt en première intention dans le cadre du dépistage et ne devraient plus être prescrits en pratique de ville ou hospitalière en dehors de situations très exceptionnelles.

Méthode de dosage

Le dosage se fait sur les urines de 24 heures en ayant acidifié les urines (20 ml d'HCl dans le bocal).

Ce dosage se fait en HPLC sur les urines de 24 heures.

Un seul dosage sur des urines des 24 heures suffit à porter le diagnostic et il n'est plus nécessaire de répéter le dosage trois jours de suite.

Il n'existe plus d'interférence entre des aliments ou des médicaments pour ce dosage du bloc métanéphrine. Aucun régime particulier ne doit être conseillé. Aucun arrêt de traitement ne s'impose.

Résultats des dosages

Le dosage est en faveur d'un phéochromocytome si la somme des métanéphrines et normétanéphrines est supérieure à 700 µg/24 h.

Dans le cas de valeurs limites, il est utile de rapporter ce résultat à la créatinine urinaire. Un rapport supérieur à 0,354 est en faveur du diagnostic.

COMMENT LOCALISER LE PHÉOCHROMOCYTOME ?

Le diagnostic topographique de phéochromocytome n'est réalisé qu'après confirmation du diagnostic positif de phéochromocytome par les dosages hormonaux.

La localisation la plus fréquente de phéochromocytome est surrénalienne avec une tumeur de grande taille le plus souvent supérieure à 3 cm.

Dans de rares circonstances il existe des localisations extrasurrénaliennes :

- une localisation ectopique ou multiple dans 20 % des cas avec par ordre décroissant l'organe de Zuckerkandl, la vessie, les hiles rénaux, le médiastin postérieur, le péricarde et le cou ;
- une localisation métastatique dans 10 % des cas.

Scanner surrénalien

C'est actuellement l'examen à réaliser en première intention pour rechercher un phéochromocytome de localisation surrénalienne.

Il permet une bonne définition de la tumeur surrénalienne.

Scintigraphie à la MIBG (métaiodobenzylguanidine) marquée à l'iode 131 ou 123

La scintigraphie est l'examen de deuxième intention après le scanner.

Elle est indiquée :

- quand le scanner a montré une tumeur surrénalienne pour rechercher une forme multiple ou une localisation métastatique ;
- lorsque les dosages hormonaux ont confirmé le diagnostic de phéochromocytome et que le scanner surrénalien est normal pour rechercher une localisation extrasurrénalienne. Une fois la localisation de la tumeur dépistée par la scintigraphie, on réalisera un scanner centré sur la région en cause car le scanner permet de mieux définir la tumeur et ses rapports anatomiques ;
- à la recherche d'un phéochromocytome dans le cadre d'une néoplasie endocrinienne multiple ;
- à la recherche d'une forme récidivante chez un patient antérieurement opéré d'un phéochromocytome.

Imagerie par résonance magnétique nucléaire

L'IRM permet une excellente caractérisation tissulaire des phéochromocytomes et une bonne définition des rapports anatomiques. Un rehaussement en séquence T2 du signal est caractéristique du phéochromocytome.

Elle permet la localisation des formes extrasurrénaliennes, des formes multiples et des métastases.

Cet examen ne doit être réalisé qu'en deuxième intention.

TRAITEMENT DU PHÉOCHROMOCYTOME

Le traitement repose sur l'ablation chirurgicale du phéochromocytome. Cette intervention doit être précédée par une préparation médicale en deux temps. Dans un premier temps, une réhydratation des patients est indispensable avant l'administration d'α-bloquants dont l'efficacité sur les chiffres tensionnels est spectaculaire. Les antagonistes calciques sont souvent associés. La prescription de β-bloquants est souvent justifiée par une tachycardie aggravée par les α-bloquants.

Un suivi s'impose après le traitement chirurgical car il y a un risque de :

- localisation multiple passée inaperçue ;
- récidive ;
- métastase car l'examen histologique de la pièce opératoire confirme le diagnostic de phéochromocytome mais ne permet pas de trancher entre forme bénigne et forme maligne ;
- réapparition d'une hypertension artérielle essentielle (dans 30 % des cas).

Ce suivi doit être organisé de façon annuelle pendant 5 ans puis tous les 2 ans pendant 10 ans.

En pratique		
Hyperaldostéronisme primaire	Diagnostic	Suspecté devant : – une HTA qui résiste aux traitements ; – une HTA avec une hypokaliémie inférieure à 3,7 mmol/L. confirmé par le scanner surrénalien et les dosages hormonaux réalisés sous un traitement standardisé.
	Traitement	Médical par la combinaison d'antialdostérone, d'antagonistes calciques et de diurétiques thiazidiques ; toujours efficace dans les formes non chirurgicales
Phéochromocytome	Diagnostic	Souvent suspecté mais très rarement confirmé : affirmé par les dosages urinaires des métanéphrines et normétanéphrines
	Traitement	Chirurgical avec prolongation de surveillance d'une récidive

24 | HTA rénovasculaire et rénale

• L'HTA rénovasculaire représente une cause parfois curable d'HTA.
• Son diagnostic repose sur l'écho-Doppler des artères rénales ou sur l'angioscanner rénal. Son traitement est basé sur l'angioplastie transluminale en première intention.
• L'insuffisance rénale s'accompagne le plus souvent d'une hypertension artérielle.
• Le contrôle de la PA peut ralentir l'évolution de l'insuffisance rénale.

LES CAUSES DE L'HTA RÉNOVASCULAIRE

Les causes d'HTA rénovasculaire sont dominées par deux lésions, l'athérosclérose et la fibrodysplasie des artères rénales.

LÉSIONS ATHÉROSCLÉREUSES

Elles représentent 75 % des causes d'HTA rénovasculaire. Elles touchent surtout l'homme de plus de 45 ans, polyvasculaire avec de nombreux facteurs de risque cardiovasculaires. Elles sont le plus souvent unilatérales. Elles siègent surtout au niveau de l'ostium et du premier segment du tronc de l'artère rénale.

LÉSIONS FIBRODYSPLASIQUES

Elles représentent 25 % des cas d'HTA rénovasculaire. Elles touchent surtout les femmes jeunes. Elles atteignent les artères de petite et moyenne taille, essentiellement les artères rénales et les artères carotides. Elles sont fréquemment bilatérales. Elles siègent au niveau des deux tiers distaux du tronc et au niveau des branches de l'artère rénale. Elles peuvent atteindre les trois tuniques de la paroi artérielle (média, intima, adventice), mais se localisent préférentiellement au niveau de la média où elles réalisent l'aspect en collier de perles. Leur pathogénie est inconnue.

AUTRES CAUSES

Elles sont plus rares. Ce sont :

- la maladie de Takayashu ;
- les sténoses radiques ;
- les traumatismes lombaires.

DIAGNOSTIC D'UNE STÉNOSE DES ARTÈRES RÉNALES

QUAND RECHERCHER UNE HTA RÉNOVASCULAIRE ?

Bien que l'HTA rénovasculaire soit la première cause d'HTA secondaire, elle demeure rare et il n'est pas licite de la rechercher chez tous les patients hypertendus. On ne la recherchera que s'il existe un contexte évocateur. Il n'existe pas de signe spécifique en faveur d'une sténose de l'artère rénale. C'est sur la présence d'un faisceau d'arguments que l'on évoquera le diagnostic.

Les principaux signes en faveur d'une HTA rénovasculaire sont les suivants :

- hypertension artérielle de début brutal ;
- hypertension artérielle chez un sujet de moins de 35 ans sans antécédent familial d'HTA ;
- hypertension artérielle résistante aux traitements ;
- hypertension artérielle avec un souffle abdominal ;
- élévation de la créatininémie sous traitement par inhibiteurs de l'enzyme de conversion ou antagoniste de l'angiotensine 2.

QUELS EXAMENS RÉALISER POUR CONFIRMER LE DIAGNOSTIC DE STÉNOSE DE L'ARTÈRE RÉNALE ?

Écho-Doppler des artères rénales

C'est actuellement l'examen de référence pour le dépistage des sténoses de l'artère rénale.

Apports de l'écho-Doppler

L'échographie rénale permet d'estimer la taille des reins, leur symétrie et l'état du parenchyme.

Le Doppler couleur permet un repérage qualitatif des différentes structures vasculaires.

Le Doppler pulsé permet une analyse quantitative des flux avec appréciation du degré de sténose qui est proportionnel à la vitesse maximale au niveau de la sténose. Il permet le calcul de l'index de résistance qui apporte une information sur les bénéfices à attendre d'une revascularisation.

Limites de l'écho-Doppler

En rapport avec l'examinateur, ce sont :

- la nécessité de faire intervenir un examinateur expérimenté ;
- le caractère opérateur-dépendant de la méthode qui ne peut pas être réinterprétée après l'examen par un autre médecin.

Par ailleurs, le patient examiné qui peut être peu échogène. Cette hypoéchogénicité peut être due à :

- une obésité ;
- une cicatrice abdominale ;
- un météorisme abdominal.

Angiographie numérisée par voie veineuse

Après injection d'un produit de contraste iodé dans une veine du pli du coude, on réalise des clichés radiographiques centrés sur l'aorte abdominale et les artères rénales. Elle permet de visualiser les sténoses et d'analyser l'état de l'aorte.

C'est une technique peu onéreuse et peu invasive sauf chez le diabétique ou l'insuffisant rénal où l'injection d'un produit de contraste iodé peut être potentiellement dangereuse pour la fonction rénale.

Elle donne des résultats supérieurs à ceux de l'UIV mais nécessite un radiologue expérimenté. Elle est difficilement interprétable dans 10 à 15 % des cas du fait des superpositions gazeuses. Elle tend à être supplantée en première intention dans le dépistage des sténoses par l'écho-Doppler ou le scanner spiralé.

Angioscanner des artères rénales

Cette technique radiologique associe une étude morphologique des reins à une étude angiographique des vaisseaux rénaux.

La reconstruction de la vascularisation aortique et des artères rénales permet la visualisation du tronc des artères et des branches principales. La quantification des sténoses est automatisée. L'examen nécessite l'injection de produit de contraste iodé par voie veineuse. Des précautions sont nécessaires avant la réalisation de cet examen chez les patients allergiques aux produits de contraste et chez ceux dont la fonction rénale est altérée.

Angiographie par résonance magnétique

Cette technique radiologique utilise l'imagerie par résonance magnétique.

La reconstruction de la vascularisation aortique et des artères rénales permet la visualisation du tronc des artères et des branches principales.

La résolution spatiale est dépendante des propriétés de l'équipement IRM et des séquences employées par le radiologue. Une certaine majoration du degré de sténose est parfois observée.

L'examen est réalisable chez les patients allergiques et chez ceux dont la fonction rénale est altérée.

Il existe des contre-indications à l'IRM chez les porteurs de prothèses et chez les sujets claustrophobes.

Le manque de disponibilité des équipements en IRM fait réserver cet examen à des circonstances cliniques particulières.

Artériographie rénale

C'est l'examen de référence pour l'exploration des artères rénales. L'artériographie rénale permet de :

- voir les lésions : siège, type, complexité, caractère unique ou multiple, uni- ou bilatéralité ;
- quantifier les sténoses ;
- réaliser un geste de dilatation dans le même temps.

C'est un examen invasif qui conduit à des complications (embolie, dissection, hématome).

L'artériographie rénale ne doit plus être réalisée en première intention pour confirmer le diagnostic de sténose mais possède une indication formelle lorsqu'une décision de traitement par dilatation endoluminale est posée.

DÉCISION D'UNE REVASCULARISATION DANS L'HTA AVEC STÉNOSE DE L'ARTÈRE RÉNALE

Lorsqu'un diagnostic de sténose d'une artère rénale est porté, il faut chercher à connaître la relation entre cette sténose et l'HTA. En effet, certaines sténoses athéromateuses ou des lésions de fibrodysplasie sont observées chez des sujets avec une HTA sans que ces anomalies vasculaires ne soient la cause de l'élévation tensionnelle.

La décision d'une revascularisation rénale par dilatation ou chirurgie ne devrait être posée qu'après avoir cherché à mettre en évidence la nature de la relation « sténose-HTA ».

Ce bilan « d'imputabilité » peut comporter la réalisation d'examens complémentaires.

ARGUMENTS CLINIQUES

Efficacité des IEC ou des ARA2

La prescription d'un médicament antihypertenseur agissant par un blocage du système rénine-angiotensine (IEC ou ARA2) provoque une baisse de la PA spectaculaire lorsque la sténose est la cause de l'HTA. Un test au captopril (1 mg/kg *per os*) est considéré comme positif si la baisse de la PAS est > 30 mmHg, au repos, à la 1re heure de l'administration du captopril.

A contrario, lorsque l'HTA reste non contrôlée alors qu'un traitement par IEC ou par ARA2 est prescrit chez un sujet pour lequel une sténose de l'artère rénale est observée, l'imputabilité de la sténose est très faible.

Signes d'ischémie rénale

La présence d'une asymétrie de taille des reins (> 3 cm) avec un rein de plus petite taille du côté de la sténose est un argument en faveur de l'imputabilité de la sténose.

Un index de résistance (calculé sur les flux des artères intraparenchymateuses) au Doppler des artères rénales < 0,8 est en faveur d'une efficacité sur le contrôle de la PA d'un geste de revascularisation rénale.

Scintigraphie rénale

Technique

Deux types de produits radiopharmaceutiques sont utilisés :

- le DTPA marqué au technétium 99m est faiblement lié aux protéines, est filtré par le glomérule et constitue un excellent marqueur de filtration glomérulaire ;

- le MAG 3 marqué au technétium 99m est fortement lié aux protéines, est faiblement filtré mais fortement sécrété sans être réabsorbé. La sécrétion tubulaire est proportionnelle au débit plasmatique rénal effectif. On utilise le MAG 3 en cas d'insuffisance rénale.

Après injection veineuse, les courbes de radioactivité sont enregistrées en regard des deux reins.

Résultats

Une courbe de rénogramme présente trois segments :

- le segment vertical qui correspond à la phase vasculaire ;
- le segment ascendant oblique qui correspond à la phase de captation ;
- le segment descendant correspondant à la phase d'excrétion.

En cas de sténose fonctionnelle de l'artère rénale, la filtration glomérulaire du rein décroît avec une diminution de la pente du segment de captation et un retard du pic d'activité maximum.

L'administration préalable d'un inhibiteur de l'enzyme de conversion par voie orale (scintigraphie post-captopril) sensibilise l'examen. L'image rénale du côté de la sténose est plus intense et le segment d'excrétion reste en plateau à un niveau plus élevé.

TRAITEMENT

Le traitement de l'HTA rénovasculaire lorsque le bilan d'imputabilité est positif repose sur la revascularisation. Deux méthodes sont utilisables :

- la dilatation endoluminale percutanée ;
- la revascularisation chirurgicale.

DILATATION ENDOLUMINALE

La dilatation endoluminale est actuellement le traitement de l'HTA rénovasculaire utilisé en première intention.

Technique

Après ponction de l'artère fémorale, on réalise dans un premier temps une artériographie qui permet un repérage et une estimation de la sténose. Puis on monte un guide à l'extrémité duquel se trouve un ballonnet que l'on place au niveau de la sténose. Une fois le ballonnet en place, on pratique des insufflations pour lever la sténose.

Indications et résultats

Sténose par fibrodysplasie

Le geste de dilatation est techniquement aisé.

La pose d'un stent est nécessaire en cas de dissection post-dilatation.

Une guérison de l'hypertension artérielle est observée dans 70 % des cas et une amélioration des chiffres tensionnels dans 20 % des cas.

La resténose est peu fréquente (< 10 %).

Sténose par athérome

Le geste de dilatation est parfois techniquement difficile.

La pose d'un stent est indispensable dans les lésions ostiales pour diminuer la resténose.

La dissection post-dilatation est parfois observée et indique la pose d'un stent.

Les embolies de cholestérol sont à craindre en cas d'athérome aortique diffus.

Une guérison de l'HTA est observée dans 20 % des cas, une amélioration dans 50 % des cas. Cette amélioration permet un allégement du traitement antihypertenseur.

Le taux de resténose est plus important pour les lésions ostiales que pour les lésions tronculaires. Il est diminué par l'utilisation des stents.

CHIRURGIE

Avant l'avènement de l'angioplastie, elle représentait le seul traitement curatif de l'HTA rénovasculaire. Elle est actuellement supplantée par la dilatation dans l'indication du traitement de revascularisation en première intention.

Les indications de la revascularisation chirurgicale sont :

- les formes anatomiques complexes ;
- l'échec de l'angioplastie ;
- l'anévrisme de l'aorte abdominale ;
- l'anévrisme de l'artère rénale ;
- les sténoses des branches de l'artère rénale peu accessibles à l'angioplastie ;
- une occlusion artérielle non recanalisable par angioplastie.

HTA ET NÉPHROPATHIES

De nombreuses maladies rénales s'accompagnent d'une HTA car le rein joue un rôle prépondérant dans le contrôle physiologique de la PA en intervenant dans la régulation de la balance hydrosodée et dans la sécrétion d'hormones vasoactives.

LES ÉTIOLOGIES DES NÉPHROPATHIES

L'HTA est une complication fréquente dont l'incidence varie en fonction du type de néphropathie :

- fréquente dans les glomérulopathies (dans environ 50 % des cas), notamment la glomérulopathie diabétique, les glomérulopathies membranoprolifératives et la hyalinose segmentaire et focale ;
- fréquente dans la polykystose rénale où l'on rencontre 50 à 75 % d'hypertendus ;
- plus rare dans les néphropathies interstitielles ;
- atteignant 85 % dans l'insuffisance rénale terminale toutes causes confondues.

L'HTA au cours de l'insuffisance rénale chronique

L'HTA est fréquente au cours de l'insuffisance rénale chronique. Sa prévalence augmente au fur et à mesure que la fonction rénale diminue, pour atteindre 85 % au stade de la dialyse.

La rétention hydrosodée constitue le mécanisme le plus important de l'HTA au cours de l'IRC. Du fait de la réduction néphronique, il est observé une diminution des capacités excrétrices du rein et une inaptitude à répondre de façon appropriée à une charge sodée, une charge hydrique ou une élévation tensionnelle.

Si la réduction néphronique par elle-même n'entraîne pas d'HTA, l'association à une surcharge sodée induit l'élévation de la PA.

Chez le dialysé, le rôle de la rétention hydrosodée dans l'HTA est important mais d'autres mécanismes participent à l'élévation tensionnelle (altération des propriétés de distensibilité des artères, stimulation du système rénine-angiotensine).

La néphroangiosclérose conséquence de l'HTA

Au niveau du rein, l'HTA entraîne des lésions de néphroangiosclérose. Ces lésions se localisent au niveau des artérioles et des artères rénales de moyen calibre. Elles sont responsables :

- d'une hyperplasie de la média ;
- d'une endartérite fibreuse réduisant le calibre de la lumière artérielle et entraînant une diminution du débit sanguin d'aval et une destruction des glomérules par ischémie.

Ces lésions conduisent à une néphropathie glomérulaire et tubulo-interstitielle avec protéinurie modérée.

BILAN À RÉALISER CHEZ L'HYPERTENDU INSUFFISANT RÉNAL

Comme chez tout hypertendu, il faut réaliser le bilan minimal recommandé par l'OMS comprenant :

- ECG ;
- glycémie ;
- cholestérolémie ;
- kaliémie ;
- créatinémie ;
- hématurie ;
- glycosurie ;
- protéinurie ;
- uricémie.

D'autres examens peuvent être utiles en fonction du contexte.

Des explorations complémentaires vont avoir pour but de juger de la sévérité de l'insuffisance rénale, de son retentissement et surtout de rechercher une éventuelle étiologie curable.

On peut réaliser d'emblée :

- un bilan phospho-calcique ;

- un hémogramme à la recherche d'une anémie ;
- un bilan urinaire comprenant ECBU, HLM, électrophorèse des protéines, ionogramme urinaire, calciurie, phosphaturie ;
- une échographie rénale.

Le reste du bilan sera réalisé par le néphrologue.

Les principales étiologies curables à éliminer sont :

- l'HTA rénovasculaire ;
- l'insuffisance rénale obstructive ;
- l'insuffisance rénale fonctionnelle ;
- l'HTA maligne ;
- la glomérulonéphrite subaiguë maligne.
- l'HTA gravidique.

TRAITEMENT

Avant l'avènement du traitement antihypertenseur, l'atteinte rénale était fréquente chez les hypertendus essentiels.

Différentes études ont montré que le contrôle tensionnel protège la fonction rénale et ralentit l'évolution vers l'insuffisance rénale terminale.

Au cours du diabète, la protection rénale est soumise à deux conditions principales :

- la mise en œuvre d'un contrôle strict de la PA (objectif PAS/PAD < 130/80 mmHg) ;
- la diminution de la protéinurie jusqu'à des valeurs aussi proches que possible de la normalité.

Pour diminuer la protéinurie, il convient d'utiliser un ARA2 ou un IEC.

L'objectif d'abaissement de la PA n'est habituellement atteint que par l'administration d'une association thérapeutique, avec l'adjonction d'un diurétique et d'un antagoniste calcique.

Les diurétiques sont utiles pour la déplétion hydrosodée qu'ils induisent. Les diurétiques de l'anse seront utilisés si la clairance de créatinine est inférieure à 30 mL/min.

Le risque d'hyperkaliémie est à craindre avec les diurétiques épargneurs du potassium, les IEC et les ARA2 lorsqu'ils sont utilisés chez les hypertendus avec une insuffisance rénale.

Pour prévenir ou retarder le développement d'une néphroangiosclérose chez les patients non diabétiques, il semble plus important d'inhiber le système rénine-angiotensine que d'abaisser la PA à un très faible niveau. Ce résultat n'a été démontré que chez les hypertendus noirs américains.

En pratique

L'HTA rénovasculaire représente une cause parfois curable d'HTA. Son diagnostic repose sur l'écho-Doppler des artères rénales ou sur l'angioscanner rénal.
Le traitement d'une sténose de l'artère rénale est l'angioplastie transluminale en première intention.
L'insuffisance rénale s'accompagne le plus souvent d'une hypertension artérielle.
Le contrôle de la PA peut ralentir l'évolution de l'insuffisance rénale.
Pour diminuer la protéinurie, il convient d'utiliser un ARA2 ou un IEC.
Les associations thérapeutiques sont nécessaires pour atteindre l'objectif de la PA chez l'insuffisant rénal, avec l'adjonction d'un diurétique et d'un antagoniste calcique.

25 | HTA métabolique

• Le diagnostic d'HTA métabolique est porté chez un hypertendu qui présente des anomalies métaboliques biologiques et un surpoids.
• Lorsque le diagnostic de diabète de type 2 est confirmé, l'objectif à atteindre sous traitement est une PA < 130/80 mmHg.
• Tout antihypertenseur efficace et bien toléré peut être utilisé, en ayant généralement recours à une association.
• Pour diminuer la protéinurie chez l'hypertendu diabétique, il convient d'utiliser un ARA2 ou un IEC.

DIAGNOSTIC

CONFIRMATION DE L'HTA

Une élévation des chiffres de la PAS/PAD > 140/90 mmHg lors d'une consultation fait évoquer le diagnostic d'une HTA.

Le diagnostic d'HTA permanente ne sera retenu qu'après avoir obtenu la confirmation de la persistance de l'anomalie :

- au calme (pour éliminer l'élévation ponctuelle de la PA liée à un stress psychologique) ;
- au repos (pour éliminer l'élévation ponctuelle de la PA liée à un stress physique) ;
- après répétition de la mesure (pour éliminer une élévation non permanente de la PA).

L'HTA métabolique est rencontrée chez l'hypertendu avec un syndrome métabolique et chez l'hypertendu diabétique.

LES CAUSES DE L'HTA MÉTABOLIQUE

L'excès de graisse corporelle prédispose à l'élévation de la pression artérielle et à l'hypertension.

Les mécanismes physiopathologiques qui unissent la prise de poids à l'hypertension sont multiples. L'augmentation du volume intravasculaire est observée chez l'hypertendu obèse et une diminution de la vasodilatation dépendante de l'endothélium a été mise en évidence.

L'insulino-résistance est l'une des caractéristiques des patients qui présentent un syndrome métabolique. Elle se caractérise par un défaut d'actions de l'insuline sur ces principaux tissus cibles, le muscle squelettique (captation de glucose) et le foie (production de glucose). Alors que l'insulino-résistance conduit à l'hyperinsulinémie, les liens physiopathologiques qui relient l'élévation de l'insuline à l'hypertension restent encore discutés. Les mécanismes qui associent l'hypertension artérielle au syndrome métabolique sont probablement plus dépendants des effets de l'obésité que de l'insulino-résistance.

Critères du diagnostic

Examen clinique

Il vérifie les points suivants :

- description de l'élévation de la PA :
  - l'élévation de la PAD prédomine sur celle de la PAS,
  - la pression pulsée (PAS – PAD) est normale < 70 mmHg ;
- début de l'HTA après l'âge de 50 ans ;
- association d'une hypertension traitée et d'une prise de poids qui précède souvent la survenue de l'HTA métabolique ;
- présence d'une surcharge pondérale ou d'une obésité :
  - surcharge pondérale : IMC entre 27 et 30 kg/m^2,
  - obésité : IMC > 30 kg/m^2 ;
- présence d'une obésité abdominale qui correspond à périmètre abdominal :
  - > 102 cm chez l'homme ;
  - > 88 cm chez la femme

Examens complémentaires

Le bilan biologique vérifie la présence :

- de facteurs de risques métaboliques (diabète, dyslipidémie) ;
- d'anomalies biologiques du syndrome métabolique (hypertriglycéridémie, HDL-cholestérol abaissé, hyperuricémie, élévation modérée des protéines de l'inflammation, stéatose hépatique).

Diagnostic du syndrome métabolique (selon le NCEP)

Pour retenir le diagnostic de syndrome métabolique : présence d'au moins trois critères
Obésité abdominale : tour de taille > 102 cm chez l'homme ; > 88 cm chez la femme
Intolérance au glucose : glycémie à jeun ≥ 1,10 g/L
Hypertriglycéridémie ≥ 1,50 g/L
HDL cholestérol bas < 0,4 g/L chez l'homme ; < 0,5 g/L chez la femme
Hypertriglycéridémie ≥ 1,50 g/L
HTA ≥ 130/85 mmHg

Particularités de l'HTA chez le diabétique

Atteinte rénale

L'hyperglycémie chronique a un effet délétère sur le rein et est responsable de l'apparition de lésions de glomérulosclérose. Cette glomérulosclérose s'associe à une augmentation des chiffres de pression artérielle et à une protéinurie. Secondairement, elle se complique d'insuffisance rénale.

Dosage de la créatinine et de la protéinurie (tableau 25-I)

L'atteinte rénale est évaluée par le dosage de la créatininémie et le calcul de la clairance de la créatinine (formule de Cockcroft).

Au cours du diabète, la protection rénale est soumise à deux conditions principales :

- la mise en œuvre d'un contrôle strict de la PA (objectif PAS/PAD < 130/80 mmHg) ;
- la diminution de la protéinurie jusqu'à des valeurs aussi proches que possible de la normalité.

Pour diminuer la protéinurie, il convient d'utiliser un ARA2 ou un IEC.

Chez l'hypertendu diabétique, une recherche annuelle d'une atteinte rénale est nécessaire par le dosage de la créatinine et la recherche d'une protéinurie à la bandelette.

Si la bandelette est négative, il est utile de rechercher une microalbuminurie.

Dosage de la microalbuminurie (tableau 25-I)

Une microalbuminurie chez un patient diabétique de type 2 hypertendu représente un indice de néphropathie débutante. Sa présence est un facteur prédictif de développement d'une protéinurie, puis d'une dégradation de la fonction rénale. Sa présence témoigne d'un risque de complication cardiovasculaire accru.

La microalbuminurie est recherchée sur les urines du matin.

En raison de la variabilité de l'excrétion urinaire d'albumine, deux examens sur trois, réalisés sur une période de trois à six mois, doivent être positifs avant de considérer la microalbuminurie comme pathologique.

Tableau 25.I – **Diagnostic d'une protéinurie**

	24 heures (mg)	Échantillon (µg/mg créatinine)	Sur 4 heures (µg/min)
Albuminurie normale	< 30	< 30	< 20
Microalbuminurie	30-300	30-300	20-200
Protéinurie	> 300	> 300	> 200

Hypotension orthostatique

L'hypotension orthostatique est plus fréquente chez l'hypertendu diabétique du fait de la neuropathie végétative et de l'altération du baroréflexe. Sa recherche implique la mesure de la pression artérielle en position couchée puis après passage en orthostatisme. Une baisse de la PAS de plus de 20 mmHg qui persiste après la première minute en position debout porte le diagnostic.

Atteinte rétinienne du diabétique

L'HTA accélère le développement de la rétinopathie diabétique.

Un bilan ophtalmologique doit être effectué une fois par an, comportant en particulier un fond d'œil. L'angiographie à la fluorescéine n'a pas d'indication systématique.

PRISE EN CHARGE INITIALE ET SURVEILLANCE

Prise en charge initiale

Elle comporte les étapes suivantes :

- confirmation du diagnostic d'HTA métabolique :
  - recherche des éléments en faveur d'un syndrome métabolique,
  - recherche des atteintes viscérales particulières en cas d'HTA chez le diabétique,
  - recherche des signes en faveur d'une HTA vasculaire (en particulier chez l'hypertendu diabétique) ;
- évaluation du risque cardiovasculaire :
  - l'hypertendu métabolique est exposé à un risque de complication cardiovasculaire plus important, pour un même niveau de la PA,
  - l'hypertendu métabolique est le plus souvent déjà traité et/ou en prévention secondaire (les tables du risque ne s'appliquent pas),
  - l'hypertendu diabétique est toujours à risque cardiovasculaire élevé ;
- mise en route ou adaptation du traitement antihypertenseur :
  - mesures non pharmacologiques le plus souvent déjà suivies ou à renforcer,
  - début d'un traitement antihypertenseur lorsque la permanence de l'HTA est confirmée,
  - adaptation d'un ancien traitement antihypertenseur en cas d'observation d'une atteinte rénale.

Surveillance

L'efficacité et la tolérance du traitement sont évaluées :

- objectif tensionnel à atteindre en consultation : PAS/PAD < 130/85 mmHg dans l'hypertension du syndrome métabolique ;
- objectif tensionnel à atteindre en consultation : PAS/PAD < 130/80 mmHg dans l'hypertension du diabétique.

Sont aussi évaluées :

- la tolérance clinique à chaque consultation ;
- la tolérance biologique du traitement ;
- l'observance des traitements :
  - traitements médicamenteux
  - mesures non pharmacologiques

La surveillance doit procéder au dépistage d'une complication cardiovasculaire et de l'aggravation des anomalies métaboliques par la recherche :

- d'une coronaropathie (signes cliniques, ECG de repos tous les ans en l'absence de symptômes, ECG d'effort en fonction du contexte et selon l'avis du spécialiste) ;
- d'une atteinte rénale (protéinurie, créatinine) une fois par an ;
- d'anomalies métaboliques (dyslipidémie, diabète, uricémie), une fois par an ;
- d'une atteinte rétinienne (fond d'œil) chez l'hypertendu diabétique une fois par 1 an.

Complications

Chez l'hypertendu non diagnostiqué ou non traité

Lorsque l'HTA métabolique n'est pas diagnostiquée ou traitée, les complications les plus fréquentes sont l'accident vasculaire cérébral, l'insuffisance cardiaque et la coronaropathie.

Une complication cardiovasculaire est parfois la circonstance de découverte d'une HTA métabolique non diagnostiquée ou non traitée. La mise en route d'un traitement pour l'HTA a montré ses bénéfices pour prévenir la récidive d'une nouvelle complication chez ces hypertendus. Chez ces sujets en prévention secondaire, le bilan initial et la prise en charge sera comparable à celle d'un patient hypertendu n'ayant pas fait de complications (sujet en prévention primaire).

Chez l'hypertendu traité

Diminution du risque de complications par le traitement antihypertenseur

Le traitement de l'HTA métabolique diminue le risque de survenue d'une complication cardiovasculaire. Toutefois, chez l'hypertendu traité et diabétique, le risque de complication reste supérieur à celui d'un hypertendu traité non diabétique. Le traitement antihypertenseur a démontré une grande efficacité pour prévenir les complications cardiovasculaires de l'hypertendu diabétique.

Diminution du risque de complications avec d'autres traitements (statine)

Chez l'hypertendu diabétique de type 2, les essais thérapeutiques récents montrent que la prévention des complications cardiovasculaires est meilleure lorsqu'une statine est prescrite chez des patients pourtant sans élévation du cholestérol total (2 g/L) ou du LDL cholestérol (1,10 g/L).

TRAITEMENT

Le traitement de l'HTA métabolique a pour objectif d'obtenir un contrôle de la PA à des chiffres plus bas que dans d'autres formes d'HTA.

L'atteinte de cet objectif est chez certains patients facile à obtenir par des moyens non médicaments associés à une monothérapie antihypertensive.

Le plus souvent, l'atteinte de l'objectif tensionnel est difficile car l'HTA métabolique fait souvent suite à plusieurs années de prise en charge d'une HTA au cours desquelles de nombreux traitements (non médicamenteux et médicamenteux) ont déjà été prescrits et se sont montrés inefficaces et/ou mal tolérés.

Traitements non médicamenteux

L'initiation et/ou la poursuite des mesures non médicamenteuses qui réduisent la PA et les anomalies métaboliques sont conseillées :

- arrêt du tabagisme ;
- perte de poids ;
- réduction de la consommation d'alcool ;
- exercice physique ;
- diminution de la consommation de sel ;
- augmentation de la consommation de fruits et légumes ;
- diminution de la consommation de graisses saturées et totales.

Stratégies thérapeutiques

Le début du traitement médicamenteux

Le traitement doit être administré graduellement, et la PA cible obtenue progressivement.

Le traitement peut être initié par une monothérapie à dose standard ou par une association de deux composés à dose faible.

Tout antihypertenseur efficace et bien toléré peut être utilisé.

Pour une meilleure observance, le traitement choisi sera de préférence un médicament actif en une seule prise quotidienne.

Adaptation du traitement médicamenteux

L'objectif d'abaissement de la PA n'est habituellement atteint que par l'administration d'une association thérapeutique, avec l'adjonction d'un diurétique et d'un antagoniste calcique.

Spécificités du traitement de l'HTA métabolique

Les IEC et les ARA2 ont montré un avantage, par comparaison aux autres classes thérapeutiques, pour diminuer l'incidence des nouveaux cas de diabète chez l'hypertendu traité.

Pour diminuer la protéinurie chez l'hypertendu diabétique, il convient d'utiliser un ARA2 ou un IEC. On doit recourir aux dosages élevés.

Chez l'hypertendu obèse, l'efficacité des antihypertenseurs est plus importante si la dose est doublée, en particulier pour les diurétiques thiazidiques.

Pour obtenir la PA cible, une multithérapie s'avère très souvent nécessaire :

- les bithérapies efficaces pour obtenir le contrôle de la PA sont : un médicament du panier 1 (ARA2, IEC, bêtabloquant) + un médicament du panier 2 (antagoniste calcique, diurétique thiazidique) ;
- les trithérapies efficaces pour obtenir le contrôle de la PA sont : un médicament du panier 1 (ARA2, IEC, bêtabloquant) + un antagoniste calcique + un diurétique thiazidique.

Les antihypertenseurs centraux et les alphabloquants ont montré une neutralité sur les paramètres métaboliques. Leur utilisation est souvent avantageuse chez des patients qui ont montré une inefficacité et/ou une intolérance aux autres classes thérapeutiques.

En pratique	
Diagnostic	Hypertendu avec un surpoids et des anomalies métaboliques Hypertension dans le cadre du syndrome métabolique Hypertension chez un diabétique de type 2 Sujet de plus de 50 ans
Caractéristique tensionnelle	Prédominance de l'élévation de la PAD sur celle de la PAS Pression pulsée normale.
Traitement	Les IEC et les ARA2 ont montré un avantage, par comparaison aux autres classes thérapeutiques, pour diminuer l'incidence des nouveaux cas de diabète chez l'hypertendu traité. Pour diminuer la protéinurie chez l'hypertendu diabétique, il convient d'utiliser un ARA2 ou un IEC. Les dosages élevés doivent être utilisés. Chez l'hypertendu obèse, l'efficacité des antihypertenseurs est plus importante si la dose est doublée en particulier pour les diurétiques thiazidiques. Pour obtenir la PA cible, une multithérapie s'avère très souvent nécessaire.

26 | HTA résistante aux traitements

• L'hypertension artérielle résistante aux traitements impose une bonne collaboration entre le généraliste et le spécialiste pour en comprendre les raisons et améliorer la prise en charge.

DÉFINITION

Selon l'Anaes, une hypertension artérielle est dite résistante aux traitements si la pression artérielle ne peut être abaissée au-dessous de 140 mmHg pour la systolique et 90 mmHg pour la diastolique sous une trithérapie comprenant un diurétique.

CONDUITE À TENIR DEVANT UNE HTA RÉSISTANTE

S'AGIT-IL D'UNE VÉRITABLE RÉSISTANCE AUX TRAITEMENTS ?

Les chiffres de PA sont-ils réellement non contrôlés ?

Avant d'affirmer que les chiffres de PA sont non contrôlés, il est nécessaire d'éliminer :

- une erreur de mesure : brassard de taille non adaptée ;
- une hypertension isolée de consultation par la réalisation d'une MAPA ou d'une automesure tensionnelle.

Une cause intercurrente peut-elle expliquer le déséquilibre de la PA ?

Il sera recherché des circonstances pouvant favoriser un déséquilibre tensionnel :

- consommation excessive d'alcool ;
- consommation excessive de sel (enquête nutritionnelle et dosage du sodium urinaire sur 24 heures) ;
- prise de poids récente ;
- cause iatrogène médicamenteuse (AINS).

L'observance du traitement médicamenteux est-elle satisfaisante ?

La quantification de la mauvaise observance est difficile car l'information échappe par définition au prescripteur. Il n'existe aucun moyen parfait d'évaluer l'observance du malade hypertendu. Parmi les différentes techniques proposées, l'interrogatoire dirigé avec des questions adaptées permet un dépistage des situations de mauvaise observance. Le test d'évaluation de l'observance par six questions permet de mettre en évidence des situations de difficultés d'observance (non-renouvellement des médicaments, retard dans l'horaire des prises, oubli du traitement, non-prise volontaire du fait d'un effet indésirable, non-prise le jour de la consultation, trop grand nombre de comprimés pour le traitement).

LE TRAITEMENT ANTIHYPERTENSEUR EST-IL BIEN CONDUIT ?

Utilisation des médicaments antihypertenseurs à la bonne dose

Pour les antagonistes calciques l'efficacité hypotensive est plus grande lorsque l'on augmente la dose. Mais comme les effets secondaires sont plus fréquents aux fortes posologies, la commercialisation est proposée à de faibles posologies initiales, ce qui peut conduire à utiliser les antagonistes calciques en sous-dosage chez un certain nombre de patients.

Pour les inhibiteurs de l'enzyme de conversion, les dosages habituels sont suffisants pour obtenir l'effet antihypertenseur maximum. Il n'est donc pas nécessaire d'augmenter la dose unitaire. En revanche, la durée de l'action hypotensive est variable entre les principes actifs. La durée est la plus courte avec le captopril, nécessitant au moins une prise toutes les 12 heures et au mieux une prise toutes les 8 heures, alors que les autres IEC prescrits à la dose optimale possèdent une action prolongée sur 24 heures et peuvent être administrés en une prise quotidienne.

Pour les antagonistes des récepteurs de l'angiotensine 2, les dosages recommandés pour le début du traitement apportent une réponse qui est proche de la réponse maximale. Néanmoins, un doublement de la dose est possible pour tous les médicaments et une efficacité un peu supérieure peut être observée. Toutefois, l'addition d'une faible dose de diurétique produit une baisse de la pression artérielle qui est habituellement plus importante qu'une augmentation de la dose du médicament.

Pour les diurétiques, il est montré que l'effet hypotenseur existe de façon significative pour la dose de 12,5 mg d'hydrochlorothiazide, le dosage optimal pour l'effet hypotenseur se situant à 25 mg/j d'hydrochlorothiazide.

L'action hypotensive du furosémide 20 mg ou 40 mg prescrit en 1 prise par jour est inférieure à celle de l'hydrochlorothiazide. En dehors de l'HTA compliquée d'insuffisance cardiaque ou d'insuffisance rénale, le choix pour un traitement diurétique devra se faire en faveur d'un diurétique thiazidique.

Pour les bêtabloquants, il a été montré que des doses plus faibles que celles utilisées pour le traitement de l'angor sont efficaces pour le traitement de l'hypertension artérielle. Depuis quelques années, il est recommandé de débuter un traitement bêtabloquant par des dosages plus faibles. L'augmentation de la posologie ne s'accompagne pas habituellement d'une plus grande efficacité hypotensive.

Pour les antihypertenseurs centraux ou les alphabloquants, l'augmentation de la dose s'accompagne d'une plus grande efficacité mais favorise les effets secondaires.

Pour les « associations fixes à faibles doses », ces médicaments utilisables pour débuter un traitement antihypertenseur ont une efficacité hypotensive équivalente à celle d'une monothérapie. La dose faible ou très faible de diurétique indique de doubler la posologie de ces médicaments en cas d'inefficacité de la première prise.

Utilisation optimale des associations de médicaments antihypertenseurs

Les bithérapies efficaces pour obtenir le contrôle de la PA sont :

- un médicament du panier 1 (ARA2, IEC, bêtabloquant) + un médicament du panier 2 (antagoniste calcique, diurétique thiazidique) ;
- un antagoniste calcique + un diurétique thiazidique (pour le contrôle de la PAS).

Les trithérapies efficaces pour obtenir le contrôle de la PA sont : un médicament du panier 1 (ARA2, IEC, bêtabloquant) + un antagoniste calcique + un diurétique thiazidique.

L'association de deux médicaments de la même classe thérapeutique n'augmente pas l'efficacité.

Recherche d'une HTA secondaire

Une HTA secondaire doit être recherchée lorsque l'HTA est résistante alors que le traitement est bien conduit :

- les causes rénales et rénovasculaires seront recherchées en première intention ;
- un hyperaldostéronisme primaire sera suspecté en cas d'HTA avec une hypokaliémie ou de résistance apparue à l'arrêt d'un traitement par antialdostérone.

Un avis spécialisé est le plus souvent utile pour réaliser ce bilan à la recherche d'une HTA secondaire.

HTA résistante malgré un bilan complet

Parfois le médecin est confronté à une HTA résistante à tous les traitements sans raison identifiée.

Un avis spécialisé est nécessaire pour confirmer la négativité du bilan réalisé et pour envisager des traitements inhabituels (associations de diurétiques, minoxidil).

En pratique

Le diagnostic d'HTA résistante ne peut être posé qu'après avoir répondu à certaines questions :
- les chiffres de PA sont-ils réellement élevés ?
- une cause intercurrente peut-elle expliquer le déséquilibre de la PA ?
- l'observance du traitement est-elle satisfaisante ?
- le traitement antihypertenseur est-il optimal ?
- le diagnostic d'HTA secondaire a-t-il été éliminé ?

27 | Urgences hypertensives

• L'urgence hypertensive est une situation fréquente qui ne doit pas conduire à la prescription systématique d'un traitement médicamenteux d'urgence.

DÉFINITIONS

On distingue plusieurs tableaux cliniques différents.

La crise aiguë hypertensive

La crise aiguë hypertensive est une situation clinique au cours de laquelle la pression artérielle s'élève rapidement par comparaison aux chiffres habituels.

On distingue :

- la « poussée hypertensive » : élévation tensionnelle ne s'accompagnant d'aucun signe de souffrance viscérale ;
- l'urgence hypertensive : élévation tensionnelle associée à une souffrance viscérale grave (cardiaque, rénale ou cérébrale).

L'hypertension artérielle sévère

Elle se définit selon le niveau des chiffres tensionnels, indépendamment des éventuelles atteintes viscérales mises en évidence à l'examen clinique.

On parle d'HTA sévère lorsque la PAS est supérieure à 180 mmHg et/ou la PAD supérieure à 110 mmHg.

L'observation d'une hypertension artérielle sévère sans signe d'urgence hypertensive fait conseiller d'organiser la prise en charge de ce patient hypertendu dans la semaine qui suit ce diagnostic.

L'hypertension artérielle accélérée ou maligne

L'hypertension artérielle accélérée ou maligne est définie par l'observation d'une pression artérielle très élevée, habituellement pression artérielle diastolique supérieure à 130 mmHg.

Cette élévation des chiffres tensionnels s'accompagne :

- d'une altération de l'état général avec asthénie intense, amaigrissement, pollakiurie nocturne secondaire à une soif intense ne parvenant pas à éviter une déshydratation ;
- d'une rétinopathie hypertensive stade III ou IV ;

- d'une atteinte rénale par néphroangiosclérose maligne qui fait le pronostic de cette affection entraînant une microangiopathie thrombotique avec thrombopénie, anémie hémolytique et insuffisance rénale. Le risque est l'évolution rapide vers une insuffisance rénale irréversible.

L'hypertension artérielle maligne est devenue rare grâce au dépistage de l'HTA et à sa meilleure prise en charge dans la population. Elle se rencontre encore chez les sujets exclus de toute prise en charge médicale.

L'ENCÉPHALOPATHIE HYPERTENSIVE

L'encéphalopathie hypertensive est le tableau clinique qui associe :

- une élévation de la pression artérielle ;
- des céphalées intenses ;
- un syndrome confusionnel ;
- des vomissements ;
- une rétinopathie hypertensive stade IV au fond d'œil.

En l'absence de traitement, elle peut se compliquer de convulsions et d'un coma.

L'encéphalopathie hypertensive peut compliquer l'hypertension artérielle maligne mais aussi marquer l'évolution de certaines crises hypertensives chez des patients sains soumis à une brusque élévation de la pression artérielle (néphropathie glomérulaire chez l'enfant, toxémie gravidique, intoxication médicamenteuse).

PRISE EN CHARGE

Elle dépend du contexte clinique.

On distingue :

- la poussée hypertensive asymptomatique de la poussée symptomatique ;
- la poussée survenant chez un hypertendu connu de la poussée inaugurale.

POUSSÉE HYPERTENSIVE ASYMPTOMATIQUE

Il faut dans un premier temps s'assurer de la réalité de l'élévation de la PA en vérifiant l'appareil de mesure, la taille du brassard et en renouvelant la mesure après plus de 20 minutes de repos.

Chez un hypertendu connu

Il faut rechercher une cause au déséquilibre tensionnel :

- une rupture du traitement antihypertenseur. Après l'arrêt des médicaments antihypertenseurs, la réascension des chiffres tensionnels peut prendre quelques heures ou quelques jours, parfois quelques semaines ;
- une pathologie aiguë associée perturbant temporairement l'équilibre tensionnel :
  - syndrome fébrile,
  - syndrome douloureux aigu ou chronique,
  - prise de substances toxiques entraînant une élévation de la PA,
  - interaction médicamenteuse diminuant l'effet hypotenseur du traitement.

Chez un patient dont l'hypertension n'était pas connue

L'examen clinique doit rechercher des signes de mauvaise tolérance qui font considérer la poussée hypertensive comme symptomatique et imposent un traitement en urgence. Ces principaux signes de retentissement viscéral sont :

- un retentissement cardiaque à type d'angor, de dyspnée ou de signes d'insuffisance cardiaque gauche ;
- un retentissement cérébral se manifestant par des céphalées intenses, une confusion débutante, un trouble de la vision ;
- un retentissement rénal évoqué devant des signes de déshydratation.

Chez le patient dont l'hypertension n'était pas connue et qui est asymptomatique, un traitement médicamenteux urgent n'est le plus souvent pas nécessaire car le repos permet la baisse tensionnelle et le risque de complication viscérale à court terme est faible.

Il faut en revanche entreprendre une surveillance rapprochée de la pression artérielle afin de confirmer le diagnostic d'hypertension artérielle permanente. La décision de mise en route d'un traitement antihypertenseur ne doit pas se poser dans le cadre d'une poussée hypertensive. Le risque de surestimation du niveau tensionnel réel du sujet est important.

La prescription d'un anxiolytique (benzodiazépine) par voie orale est indiquée dans les situations où l'anxiété joue à l'évidence un rôle dans le déclenchement de la poussée tensionnelle.

Poussée hypertensive symptomatique

Une poussée hypertensive peut s'accompagner de symptômes qui, le plus souvent, constituent le motif de la consultation médicale. Son traitement doit être réfléchi car la baisse tensionnelle expose parfois à plus de risques que de bénéfices.

Signes mineurs

Lors de la survenue d'une épistaxis non traumatique, on observe fréquemment une élévation de la pression artérielle. La baisse tensionnelle par un antihypertenseur d'action rapide administré par voie orale est possible. Au décours de l'épisode aigu, un bilan de l'hypertension artérielle doit être envisagé. L'épistaxis ne constitue toutefois pas un signe de gravité cardiovasculaire particulier.

Les patients se plaignent souvent d'acouphènes, de vertiges ou de céphalées lors des consultations. Le lien de causalité entre ces différents symptômes et l'élévation tensionnelle est difficile à affirmer. Ces symptômes ne justifient pas un traitement en urgence par des antihypertenseurs d'action rapide.

Accident vasculaire cérébral

L'AVC est une des complications de l'HTA. Au décours immédiat d'un accident vasculaire cérébral, une poussée hypertensive est constatée de façon quasi constante. Cette élévation tensionnelle se rencontre à la fois dans les accidents hémorragiques et ischémiques. La démarche thérapeutique est différente en fonction du type d'AVC. Le scanner cérébral permet de distinguer deux formes.

Accident vasculaire cérébral ischémique

Une baisse tensionnelle trop rapide ou trop importante peut aggraver les lésions cérébrales.

Une pression artérielle entre 180 et 190 mmHg pour la systolique et entre 100 et 110 mmHg pour la diastolique est tout à fait tolérable chez un hypertendu ancien connu dans les 72 heures suivant l'accident ischémique.

Si la pression artérielle est plus élevée, il faut éviter une réduction tensionnelle de plus de 25 %. On privilégiera les antihypertenseurs par voie intraveineuse sous surveillance rigoureuse de la PA. On contre-indiquera les antagonistes calciques par voie sublinguale car leur action hypotensive n'est pas contrôlable.

Accident vasculaire secondaire à une hémorragie intracérébrale

La baisse tensionnelle a pour objectif d'éviter un nouveau saignement précoce. Toute baisse de la pression artérielle doit se faire dans des conditions de prudence et de surveillance identiques à celles décrites pour un accident ischémique.

Accident vasculaire secondaire à une hémorragie sous-arachnoïdienne

Il est recommandé d'utiliser des antagonistes calciques par voie intraveineuse qui permettent :

- un contrôle de la PA, qui joue un rôle important pour éviter un nouveau saignement ;
- une réduction du vasospasme secondaire qui peut se compliquer d'ischémie cérébrale.

Œdème aigu du poumon

C'est une urgence vitale, fréquente chez l'hypertendu âgé. Sa prise en charge associe les diurétiques intraveineux et les dérivés nitrés qui réduisent la PA et améliorent les signes respiratoires.

Douleur thoracique

La poussée tensionnelle accompagnée d'une douleur thoracique doit faire évoquer la déstabilisation d'une pathologie coronaire ou une dissection aortique. Un traitement antihypertenseur s'impose en urgence avant l'hospitalisation. Les dérivés nitrés sont indiqués en première intention dans ces circonstances. L'objectif tensionnel est une diastolique comprise entre 100 et 110 mmHg dans l'attente du diagnostic.

MOYENS THÉRAPEUTIQUES

MÉDICAMENTS PAR VOIE ORALE

Antagonistes calciques

Lorsqu'un antagoniste calcique est prescrit par voie orale pour le traitement d'une poussée tensionnelle, la nifédipine en gélule à 10 mg ne doit plus être utilisée car son AMM a été supprimée dans cette indication en 1997.

La nicardipine à 20 mg est une alternative car son action est plus progressive et n'expose pas aux complications observées avec la nifédipine.

L'amlodipine n'est pas un bon traitement de l'urgence hypertensive car sa durée d'action prolongée n'est pas adaptée à l'urgence.

Antihypertenseurs centraux

La clonidine par voie orale est active pour traiter la poussée hypertensive. La dose de 1 comprimé à 0,15 mg est efficace dès la 45 minute suivant son administration. La durée de son action est de 6 à 8 heures.

Inhibiteurs de l'enzyme de conversion

Seul le captopril possède un délai d'action assez rapide (30 à 60 minutes) pour permettre son utilisation dans la poussée hypertensive. Le captopril est actif à la dose de 1 comprimé à 25 mg par voie orale et son action se prolonge entre 4 à 6 heures. Il est efficace et bien toléré.

En cas de stimulation excessive du système rénine-angiotensine (déshydratation, HTA rénovasculaire ou maligne), l'utilisation des IEC doit se faire prudemment avec surveillance régulière de la PA par un appareil automatique du fait du risque d'hypotension sévère.

MÉDICAMENTS PAR VOIE PARENTÉRALE

Antagonistes calciques

La nicardipine injectable constitue le traitement de première intention de l'urgence hypertensive en alternative au traitement par voie orale. L'utilisation de la nicardipine intraveineuse ne se justifie que dans les circonstances de souffrances viscérales majeures (dissection aortique) au cours desquelles une baisse tensionnelle rapide et contrôlée est nécessaire.

La perfusion se fait à la seringue électrique à la posologie initiale de 3 mg/h avec des paliers de 2 mg/h à adapter toutes les 15 minutes jusqu'à obtention de l'objectif tensionnel désiré en fonction du contexte clinique. Un relais par la nicardipine *per os* doit être envisagé dans les meilleurs délais dès que la poussée tensionnelle a été contrôlée. L'administration de nicardipine sera effectuée au moins une heure avant l'arrêt de la perfusion afin de permettre le relais entre les deux traitements.

α-bloquants et α-β-bloquants

Labétalol

C'est un α-β-bloquant qui peut s'utiliser :

- par voie intraveineuse directe à la dose de 1 mg/kg injecté sur une minute, éventuellement répétée 10 minutes plus tard à la même dose ;
- par perfusion à débit continu à la seringue électrique à la dose de 0,1 à 0,3 mg/kg/h.

Son emploi doit respecter les contre-indications des β-bloquants. Son action est rapide (5 à 10 minutes) et sa durée d'action prolongée après l'arrêt de la perfusion (8 à 12 heures).

Urapidil

C'est un α-bloquant qui a une action périphérique associée à un effet sur la régulation centrale de la pression artérielle. Il peut être utilisé par voie intraveineuse directe à la dose de 25 mg (1 ampoule) injectée sur 30 secondes, éventuellement répétée 5 minutes plus tard à la même dose. Une perfusion à débit continu à la seringue électrique peut prendre le relais de l'injection en bolus à la dose de 10 à 30 mg/h à adapter à la baisse tensionnelle observée.

Vasodilatateurs d'action directe

La nitroglycérine ou l'isosorbide-dinitrate possède une action vasodilatatrice prédominante sur le système veineux. Son utilisation est recommandée dans les poussées tensionnelles associées à un OAP ou à une douleur thoracique. Leur administration se fait en continu à la seringue électrique à la posologie de 1 à 10 mg/h.

Diurétiques

Les diurétiques de l'anse par voie intraveineuse sont indiqués s'il existe des signes de surcharge circulatoire, en particulier un œdème pulmonaire.

Les deux molécules disponibles sont :

- le furosémide par voie intraveineuse directe à la dose d'une ampoule de 20 mg renouvelable au besoin ;
- le bumétanide par voie intraveineuse directe à la dose d'une ampoule de 2 mg renouvelable au besoin.

En pratique

L'urgence hypertensive peut survenir chez un sujet sans antécédents d'hypertension ou chez un hypertendu connu.

Il faut toujours rechercher une cause au déséquilibre tensionnel.

Devant une poussée hypertensive asymptomatique, le traitement antihypertenseur ne s'impose pas en urgence.

L'élévation tensionnelle au décours immédiat d'un AVC doit être respectée et ne doit pas conduire à la mise en route d'un traitement hypotenseur.

Une urgence viscérale (dissection aortique, OAP) qui s'accompagne d'une PA élevée impose un traitement en urgence de la défaillance d'organe. Le traitement de la poussée tensionnelle sera associé à la prise en charge.

CINQUIÈME PARTIE

Traitement de l'HTA

28 | Les grands essais thérapeutiques dans l'HTA

• De nombreux essais thérapeutiques réalisés à partir des années cinquante ont permis de prouver l'efficacité des traitements antihypertenseurs dans la prévention des affections cardiovasculaires.
• Cinq familles pharmacologiques ont démontré, dans des essais de morbi-mortalité, un rôle de prévention des complications cardiovasculaires de l'hypertendu.
• Le bénéfice sur la prévention des complications cardiovasculaires est associé à la baisse tensionnelle induite par le traitement et ne dépend pas de la nature pharmacologique du traitement.

LES ESSAIS THÉRAPEUTIQUES DANS L'HTA SÉVÈRE

Cinq essais ont suffi pour mettre en évidence un bénéfice du traitement dans le cadre d'une HTA sévère.

MÉTHODOLOGIE

Les cinq essais réalisés (Leischman, 1961 ; Hodge, 1961 ; Hood, 1963 ; Hamilton, 1996 et Vétérans, 1967) présentent les caractéristiques suivantes :

- prospectifs ;
- randomisés contre placebo ;
- utilisant comme antihypertenseur des diurétiques, l'hydralazine ou la réserpine.

La principale étude est celle des Vétérans en 1967.

RÉSULTATS

Ces différentes études ont montré un bénéfice très significatif du traitement sur la mortalité et la survenue de complications cardiovasculaires au bout de moins de deux ans de suivi.

LES ESSAIS THÉRAPEUTIQUES DANS L'HTA LÉGÈRE

Plusieurs grandes études ont été réalisées à partir des années soixante-dix afin de montrer un bénéfice du traitement dans l'HTA légère.

ESSAIS MONTRANT UN BÉNÉFICE DU TRAITEMENT POUR DIMINUER LES CHIFFRES DE PA

L'étude de la *Veteran Administration* a été publiée en 1993 et porte sur 1 292 hypertendus masculins d'âge moyen 59 ans. Les patients sont traités en monothérapie pendant un an par une molécule attribuée par tirage au sort entre un β-bloquant (aténolol), un diurétique (hydrochlorothiazide), un antagoniste calcique (diltiazem), un inhibiteur de l'enzyme de conversion (captopril), un α-bloquant (prasozine), un antihypertenseur central (clonidine) et un placebo. Elle a montré que :

- au terme de 1 an de traitement, la PAD est inférieure à 95 mmHg chez 32 à 55 % des patients de moins de 60 ans et chez 48 à 68 % des patients de plus de 60 ans ;
- chez les hypertendus de moins de 60 ans, toutes les classes thérapeutiques sont plus actives que le placebo et ont une efficacité comparable à l'exception des diurétiques qui ont une action statistiquement plus faible ;
- chez les hypertendus de plus de 60 ans, toutes les classes thérapeutiques sont plus actives que le placebo et ont globalement la même activité hypotensive sauf l'aténolol qui a une activité supérieure à la prasozine et à l'hydrochlorothiazide.

L'essai TOMHS (*Treatement Of Mild Hypertension Study*) compare sur 902 patients en traitement de première intention différentes classes thérapeutiques, à savoir un α-bloquant (doxazosine), un β-bloquant (acébutolol), un diurétique (chlortalidone), un antagoniste calcique (amlodipine), un IEC (énalapril) à un placebo. Elle a montré une baisse de PA équivalente dans tous les groupes traités et dans tous les cas supérieure à celle du groupe placebo.

Dans ces essais, toutes les grandes classes d'antihypertenseurs abaissent les chiffres de la PA de façon sensiblement comparable.

ESSAIS MONTRANT UNE EFFICACITÉ DU TRAITEMENT POUR RÉDUIRE LES COMPLICATIONS CARDIOVASCULAIRES CHEZ L'HYPERTENDU

Efficacité des traitements par comparaison au placebo

Cinq familles pharmacologiques ont démontré, dans des essais de morbi-mortalité, un rôle de prévention des complications cardiovasculaires de l'hypertendu. Ce sont les diurétiques, les bêtabloquants, les inhibiteurs de l'enzyme de conversion, les antagonistes calciques et les antagonistes récepteurs de l'angiotensine 2.

Ce bénéfice paraît essentiellement associé à la baisse tensionnelle induite par le traitement.

L'analyse globale des études qui comparent les bénéfices du traitement à ceux du placebo indique des bénéfices pour la prévention des AVC et de la maladie coronaire dans l'HTA systolo-diastolique et dans l'HTA systolique isolée (figure 28-1).

Efficacité préventive des différentes familles pharmacologiques

De nombreuses études ont cherché à comparer, pour une même baisse tensionnelle, les actions des différentes familles pharmacologiques sur la prévention des complications cardiovasculaires de l'hypertendu.

Ce sont les méta-analyses qui ont permis de trouver des différences statistiquement significatives entre les diverses classes pharmacologiques.

Figure 28-1 : Analyse globale des études montrant une efficacité du traitement par rapport au placebo dans la réduction des complications cardiovasculaires

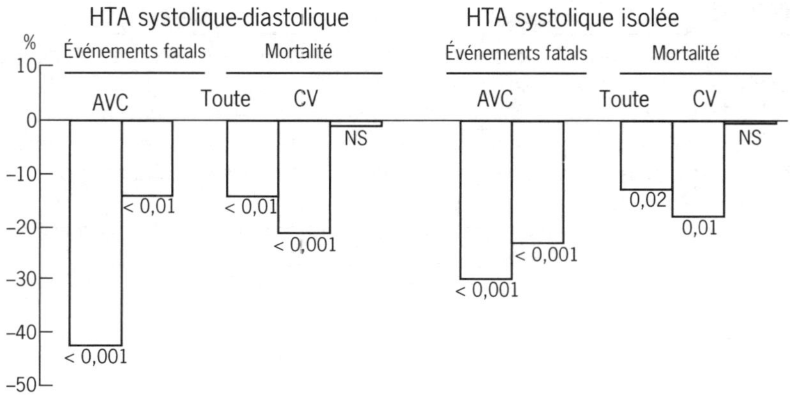

MC : maladies coronariennes ; CV : cardiovasculaire ; NS : non significatif.

À partir d'une analyse publiée en 2003 il est aujourd'hui admis que :

- les diurétiques associés aux bêtabloquants dans une méta-analyse incluant cinq essais thérapeutiques montrent un bénéfice spécifique pour la prévention des accidents vasculaires cérébraux par comparaison aux inhibiteurs de l'enzyme de conversion ;
- les diurétiques associés aux bêtabloquants dans une méta-analyse incluant 7 essais thérapeutiques montrent un bénéfice spécifique pour la prévention des épisodes d'insuffisance cardiaque par comparaison aux antagonistes calciques ;
- les inhibiteurs de l'enzyme de conversion dans une méta-analyse incluant 4 essais thérapeutiques montrent un bénéfice spécifique pour la prévention des épisodes d'insuffisance cardiaque par comparaison aux antagonistes calciques ;
- les antagonistes des récepteurs de l'angiotensine 2 dans une meta-analyse incluant 4 essais thérapeutiques (réalisés avec 3 médicaments ARA2 différents) montrent un bénéfice spécifique pour la prévention des accidents vasculaires cérébraux par comparaison à un traitement de référence ;
- les antagonistes des récepteurs de l'angiotensine 2 dans une méta-analyse incluant 3 essais thérapeutiques montrent un bénéfice spécifique pour la prévention des épisodes d'insuffisance cardiaque par comparaison à un traitement de référence ;
- les antagonistes calciques dans une méta-analyse incluant 9 essais thérapeutiques montrent un bénéfice spécifique pour la prévention des accidents vasculaires cérébraux par comparaison aux traitements diurétiques ou bêtabloquants ;
- les antagonistes calciques dans une méta-analyse incluant 5 essais thérapeutiques montrent un bénéfice spécifique pour la prévention des accidents vasculaires cérébraux par comparaison aux inhibiteurs de l'enzyme de conversion.

L'étude VALUE publiée en 2004, indique un bénéfice plus important d'un antagoniste calcique (amlodipine) par comparaison à un ARA2 (valsartan) pour la prévention de la maladie coronaire.

En pratique

Toutes les grandes classes d'antihypertenseurs abaissent les chiffres de PA de façon comparable sur un groupe de sujets.
Les diurétiques, les bêtabloquants, les inhibiteurs de l'enzyme de conversion, les antagonistes calciques et les antagonistes récepteurs de l'angiotensine 2 ont démontré, dans des essais de morbi-mortalité, un rôle de prévention des complications cardiovasculaires de l'hypertendu.
Les bénéfices sur la prévention sont essentiellement associés à la baisse tensionnelle induite par le traitement et non pas à la nature du traitement.

29 | Savoir prescrire les diurétiques dans l'HTA

• Les diurétiques sont les médicaments les plus anciennement employés dans l'HTA.
• Les diurétiques thiazidiques sont actuellement utilisés à faible dose et en association, ce qui améliore leur tolérance.

MÉCANISMES D'ACTION DES DIURÉTIQUES

S'ils agissent en augmentant l'excrétion urinaire de sodium et donc en diminuant la volémie, leur action hypotensive chronique est liée à une vasodilatation des artérioles.

L'action vasodilatatrice est particulièrement observée pour les diurétiques thiazidiques qui conservent cette propriété aux faibles doses.

L'utilisation à dose faible des diurétiques thiazidiques permet de diminuer les effets indésirables liés à la déplétion hydrosodée (augmentation de la diurèse, troubles métaboliques) tout en conservant l'action hypotensive. La dose initiale actuellement proposée est de 12,5 mg/g pour l'hydrochlorothiazide mais le dosage de 25 mg/j est plus efficace pour le contrôle tensionnel chez certains patients.

Les diurétiques thiazidiques sont reconnus pour une prescription en première intention et leur association avec toutes les autres familles d'antihypertenseurs est possible. Une action hypotensive supplémentaire est observée lorsqu'ils sont associés à toutes les autres classes d'antihypertenseurs.

DIURÉTIQUES THIAZIDIQUES ET APPARENTÉS (tableau 29-I)

MODES D'ACTION

Ils inhibent la réabsorption du sodium au niveau du segment cortical de dilution.

Leur effet natriurétique, progressif et relativement modéré, est bien adapté au traitement de l'HTA.

BÉNÉFICES DÉMONTRÉS DANS LES ÉTUDES DE MORBI-MORTALITÉ CHEZ L'HYPERTENDU

De nombreuses études ont montré une efficacité sur la réduction de la morbi-mortalité cardiovasculaire des diurétiques thiazidiques par comparaison au placebo.

Une méta-analyse publiée en 2003 indique que :

- les diurétiques thiazidiques associés aux bêtabloquants dans une analyse incluant cinq essais thérapeutiques montrent un bénéfice spécifique pour la prévention des accidents vasculaires cérébraux par comparaison aux inhibiteurs de l'enzyme de conversion ;
- les diurétiques thiazidiques associés aux bêtabloquants dans une analyse incluant 7 essais thérapeutiques montrent un bénéfice spécifique pour la prévention des épisodes d'insuffisance cardiaque par comparaison aux antagonistes calciques.

Une méta-analyse réalisée à partir d'études menées chez l'hypertendu âgé indique les diurétiques sont plus efficaces que les bêtabloquants pour la prévention des AVC.

Effets secondaires

Ce sont les suivants :

- hypokaliémie ;
- hyponatrémie (par un mécanisme de « dilution ») ;
- alcalose hypochlorémique ;
- hyperuricémie ;
- augmentation de l'incidence du diabète ;
- prurit, éruption cutanée.

Contre-indication

Les diurétiques thiazidiques perdent leur efficacité en cas d'insuffisance rénale si la clairance de la créatinine est inférieure à 30 mL/min.

Tableau 29.I – Principaux diurétiques thiazidiques et apparentés disponibles

DCI	Nom commercial	Dosage (mg)	Posologie quotidienne usuelle
Hydrochlorothiazide	Esidrex	25	1 à 2 cp.
Indapamide	Fludex	1,5 et 2,5	1 cp.
Xipamide	Lumitens	20	1 cp.
Ciclétanine	Tenstaten	50	1 gél.

DIURÉTIQUES DE L'ANSE DE HENLÉ (tableau 29-II)

Mode d'action

Ils bloquent les mouvements du chlore et du sodium au niveau de la portion médullaire de la branche ascendante de l'anse de Henlé.

L'augmentation de la déplétion hydrosodée, rapide et brève, impose une prise au moins biquotidienne pour permettre une efficacité hypotensive significative dans l'HTA sans atteinte rénale.

Effets secondaires

Ce sont les suivants :

- pollakiurie ;
- hypokaliémie ;
- déshydratation ;
- hyperuricémie ;
- ototoxicité à fortes doses.

Tableau 29.II – **Principaux diurétiques de l'anse de Henlé disponibles**

DCI	Nom commercial	Dosage (mg)	Posologie quotidienne usuelle
Furosémide	Lasilix faible	20	1 à 4 cp. en 1 ou 2 prises
	Lasilix	40	1 à 4 cp. en 1 ou 2 prises
	Lasilix retard	60	1 gél.
Pirétanide	Eurélix LP	6	1 gél. en 1 prise

ANTAGONISTES DE L'ALDOSTÉRONE (tableau 29-III)

Mode d'action

Ils agissent au niveau rénal sur le tube contourné distal et la partie distale du tube collecteur.

Ils bloquent les récepteurs à l'aldostérone situés au niveau de la surrénale et au niveau d'autres sites cardiovasculaires.

Il en existe deux types :

- la spironolactone et l'éplérénone, antagonistes de l'aldostérone inhibant de manière spécifique et compétitive l'action de l'aldostérone en empêchant la synthèse de la protéine responsable des échanges Na^+/K^+ ;
- l'amiloride, qui interfère directement au niveau du néphron avec le système d'échange Na^+/K^+.

Leur pouvoir natriurétique est faible, mais leur action hypotensive est importante dans l'HTA essentielle et dans l'HTA par hyperaldostéronisme primaire.

Effets secondaires

Ce sont les suivants :

- hyperkaliémie (risque majoré en cas de diabète ou d'association aux IEC) ;

- acidose hyperchlorémique ;
- action antiandrogène pour la spironolactone entraînant :
  - gynécomastie et impuissance chez l'homme,
  - troubles des règles chez la femme.

Les effets antiandrogènes ne sont pas présents avec l'éplérénone.

CONTRE-INDICATIONS

Ce sont l'hyperkaliémie et l'insuffisance rénale.

Tableau 29.III – Principaux antagonistes de l'aldostérone

DCI	Nom commercial	Dosage (mg)	Posologie quotidienne usuelle (mg)
Spironolactone	Aldactone	50, 75	50 à 150
	Practon	50, 75	50 à 150
	Spiroctan	50, 75	50 à 150
	Spironone Microfine	75	50 à 150
Amiloride	Modamide	5	5 à 10
Éplerénone	Inspra	50	50 à 100

ASSOCIATIONS DE DIURÉTIQUES (tableau 29-IV)

Elles ont pour avantages :

- de limiter les effets secondaires, et notamment l'hypokaliémie ;
- de potentialiser l'action diurétique du fait de leur point d'impact différent sur le néphron.

Tableau 29.IV – Principales associations de diurétiques disponibles

DCI	Nom commercial	Posologie quotidienne usuelle
Spironolactone (25 mg) + altizide (15 mg)	*Aldactazine*	1/2 à 1 cp.
	Practazin	
	Prinactizide	
	Spiroctazine	
Cyclothiazide (3 mg) + triamtérène (150 mg)	*Cyclotériam*	1/2 à 1 cp.
Furosémide (40 mg) + amiloride (5 mg)	*Logirène*	1 cp.
Hydrochlorothiazide (50 mg) amiloride (5 mg)	*Modurétic*	1/2 à 1 cp.
Hydrochlorotiazide (25 mg) + triamtérène (50 mg)	*Prestole*	1 gél.
Méthylclothiazide (5 mg) + triamtérène (150 mg)	*Isobar*	1/2 à 1 cp.

30 | Savoir prescrire les β-bloquants dans l'HTA

• Les bêtabloquants, initialement prescrits dans la maladie coronaire ont été introduits comme antihypertenseurs à partir de 1965.
• Leur utilisation dans l'HTA est aujourd'hui recommandée à des dosages plus faibles.

MÉCANISME D'ACTION DES β-BLOQUANTS DANS L'HTA

L'action hypotensive des β-bloquants n'est pas parfaitement expliquée et son mécanisme est multiple.

Le blocage des récepteurs β-adrénergiques est effectif :

- au niveau cardiovasculaire (récepteurs β1-cardiaques) ;
- au niveau du système rénine-angiotensine-aldostérone (récepteurs β1 de l'appareil juxta-glomérulaire).

Il est observé une diminution du débit cardiaque (phase aiguë) et des résistances périphériques (phase chronique) dont l'action est secondaire à un blocage partiel du système rénine-angiotensine, à un effet sur le tonus sympathique.

Certains β-bloquants possèdent une action sur les récepteurs adrénergiques vasodilatateurs (stimulation des récepteurs β2-vasculaires, blocage des récepteurs α-vasculaires) ou sur la libération du NO qui favorise leur action hypotensive.

Leur utilisation dans l'HTA est aujourd'hui recommandée à des dosages plus faibles que pour leur indication comme anti-ischémique.

Les β-bloquants sont reconnus pour une prescription en première intention et leur association avec toutes les autres familles d'antihypertenseurs est possible, mais une action hypotensive sera plus importante en combinaison avec les diurétiques et les antagonistes calciques.

CLASSIFICATION DES β-BLOQUANTS EN FONCTION DE LEURS PROPRIÉTÉS PHARMACOLOGIQUES

Des propriétés pharmacologiques différencient les β-bloquants selon trois caractéristiques (tableau 30-I) :

- la cardiosélectivité : antagonisme de l'ensemble des β-récepteurs (β-bloquants non sélectifs) ou antagonisme des récepteurs β1 (β-bloquants cardiosélectifs). Cet effet disparaît à forte dose ;

- la présence d'une activité sympathomimétique intrinsèque (ASI) : activité agoniste partielle sur les récepteurs β. Cet effet limite l'action bradycardisante et favorise une action vasodilatatrice ;
- la présence d'une action vasodilatatrice : elle est secondaire à l'ASI, à une activité α-bloquante associée ou à une activité de stimulation de la libération de NO.

Tableau 30.I – Propriétés pharmacologiques des principaux β-bloquants

DCI	Cardiosélectivité	ASI	Action vasodilatatrice
Acébutolol	+	+	0
Aténolol	+	0	0
Bétaxolol	+	0	0
Bisoprolol	+	0	0
Cartéolol	0	++	0
Céliprolol	+	0	β2-stimulant
Esmolol	+	0	0
Labétalol	0	0	α1-bloquant
Métoprolol	+	0	0
Nadolol	0	0	0
Nébivolol	+	0	NO dépendante
Oxprénolol	0	++	0
Pindolol	0	+++	0
Propranolol	0	0	0
Sotalol	0	0	0
Tertatolol	0	0	0
Timolol	0	0	0

BÉNÉFICES DÉMONTRÉS DANS LES ÉTUDES DE MORBI-MORTALITÉ CHEZ L'HYPERTENDU

De nombreuses études ont montré une efficacité sur la réduction de la morbi-mortalité cardiovasculaire des bêtabloquants par comparaison au placebo.

Une méta-analyse publiée en 2003 indique que :

- les diurétiques thiazidiques associés aux bêtabloquants dans une analyse incluant cinq essais thérapeutiques montrent un bénéfice spécifique pour la prévention des accidents vasculaires cérébraux par comparaison aux inhibiteurs de l'enzyme de conversion ;
- les diurétiques thiazidiques associés aux bêtabloquants dans une analyse incluant 7 essais thérapeutiques montrent un bénéfice spécifique pour la prévention des épisodes d'insuffisance cardiaque par comparaison aux antagonistes calciques.

Une méta-analyse réalisée à partir d'études menées chez l'hypertendu âgé indique que les diurétiques sont plus efficaces que les bêtabloquants pour la prévention des AVC.

L'étude LIFE publiée en 2003 indique un bénéfice plus important d'un ARA2 (losartan) par comparaison à un bêtabloquant (aténolol) pour la prévention des AVC chez des hypertendus âgés ayant une hypertrophie ventriculaire gauche à l'ECG.

EFFETS SECONDAIRES

Ont été recensés les effets suivants :

- hyperactivité bronchique, asthme ;
- troubles conductifs, bradycardie ;
- syndrome de Raynaud ;
- troubles de la libido ;
- asthénie, dyspnée d'effort ;
- augmentation de l'incidence du diabète chez l'hypertendu.

CONTRE-INDICATIONS

Ce sont les suivantes :

- asthme (même pour les produits cardiosélectifs) ;
- bradycardie < 50 par minute par bloc auriculo-ventriculaire (en l'absence de stimulateur cardiaque) ;
- syndrome de Raynaud sévère ;
- insuffisance cardiaque congestive en poussée (contre-indication temporaire).

PRÉCAUTIONS D'EMPLOI

Les β-bloquants sont à utiliser avec précaution dans les cas suivants :

- artériopathie des membres inférieurs (un produit cardiosélectif est autorisé dans les formes stables) ;
- diabète insulino-dépendant : suppression d'une partie des symptômes de l'hypoglycémie ;
- bronchopathie obstructive (un produit cardiosélectif est autorisé) ;
- psoriasis : aggravation possible.

Les principaux β-bloquants disponibles sont recensés dans le tableau 30-II.

Tableau 30.II – Principaux β-bloquants disponibles

DCI	Nom commercial	Dosage (mg)	Posologie quotidienne usuelle
Acébutolol	*Sectral 200*	200	2 cp.
	Sectral 400	400	1 cp.
Aténolol	*Aténolol 50*	50	2 cp.
	Bêtatop 50	50	2 cp.
	Bêtatop 100	100	1 cp.
	Tenormine	100	1 cp.
Bétaxolol	*Kerlone*	20	1cp.
Bisoprolol	*Soprol*	10	1 cp.
	Détensiel	10	1 cp.
Cartéolol	*Mikelan*	20	1 cp.
Céliprolol	*Célectol*	200	1 cp.
Labétalol	*Trandate*	200	1 cp. x 2
Métoprolol	*Lopressor 100*	100	1 cp. x 2
	Lopressor 200LP	200	1 cp.
	Séloken 100	100	1 cp. x 2
	Séloken 200 LP	200	1 cp.
Nadolol	*Corgard*	80	1 cp.
Nébivolol	*Nébilox*	5	1 cp.
	Temerit	5	1 cp.
Oxprénolol	*Trasicor 80*	80	1 cp. x 2
	Trasicor Retard	160	1 cp.
Pindolol	*Visken*	5	1 cp. x 3
	Visken Quinze	15	1 cp.

Tableau 30.II – Principaux β-bloquants disponibles (suite)

Propranolol	*Avlocardyl*	40	2 cp. x 2
	Avlocardyl LP	160	1 gél.
	Hémipralon LP	80	1 gél.
Sotalol	*Sotalex 80*	80	2 à 4 cp.
	Sotalex 160	160	1 à 2 cp.
Tertatolol	*Artex*	5	1 cp.
Timolol	*Timacor*	10	1 cp.

31 | Savoir prescrire les inhibiteurs de l'enzyme de conversion dans l'HTA

• Les IEC sont efficaces dans l'hypertension artérielle essentielle et dans les hypertensions artérielles rénovasculaires.

• Les IEC sont des médicaments indiqués pour le traitement de nombreuses pathologies cardiovasculaires : insuffisance cardiaque, suites de l'infarctus du myocarde, prévention des complications cardiovasculaires chez des patients à haut risque vasculaire ayant une pathologie artérielle ischémique confirmée (notamment les coronariens et les diabétiques).

MÉCANISME D'ACTION DES IEC

Les IEC bloquent l'activité du système rénine-angiotensine-aldostérone en inhibant l'enzyme de conversion.

Cette enzyme est responsable :

- de la transformation de l'angiotensine 1 en angiotensine 2 ;
- de la dégradation de la bradykinine, substance vasodilatatrice et natriurétique, en un peptide inactif.

Les IEC diminuent la PA par divers mécanismes :

- ils bloquent la formation de l'angiotensine 2, ce qui entraîne :
  - un effet vasodilatateur direct,
  - une diminution de la sécrétion surrénalienne d'aldostérone ;
- ils freinent la dégradation de la bradykinine par inhibition de la kinase II et potentialisent l'effet vasodilatateur de cette substance.

Les IEC sont reconnus pour une prescription en première intention et leur association avec toutes les autres familles d'antihypertenseurs est possible, mais une action hypotensive sera plus importante en combinaison avec les diurétiques et les antagonistes calciques.

Les hypertendus de race noire présentent une moindre réponse tensionnelle, avec les IEC, que les hypertendus de race blanche.

BÉNÉFICES DÉMONTRÉS DANS LES ÉTUDES DE MORBI-MORTALITÉ CHEZ L'HYPERTENDU

À partir d'une analyse publiée en 2003, il est aujourd'hui admis que :

- les inhibiteurs de l'enzyme de conversion dans une méta-analyse incluant 4 essais thérapeutiques montrent un bénéfice spécifique pour la prévention des épisodes d'insuffisance cardiaque par comparaison aux antagonistes calciques ;
- les diurétiques associés aux bêtabloquants dans une méta-analyse incluant cinq essais thérapeutiques montrent un bénéfice spécifique pour la prévention des accidents vasculaires cérébraux par comparaison aux inhibiteurs de l'enzyme de conversion.

Dans l'étude HOPE réalisée chez des patients à haut risque vasculaire (notamment les coronariens et les diabétiques), ayant une pathologie artérielle ischémique confirmée, une prévention des complications cardiovasculaires est observée. Dans cette population, un traitement par ramipril 10 mg/j au long cours a significativement amélioré la survie.

CLASSIFICATION DES IEC SELON LEURS PROPRIÉTÉS PHARMACOLOGIQUES

Les IEC diffèrent dans leur structure chimique et cela conditionne leur mode d'action (tableau 31-I). Certains sont directement actifs et d'autres sont des prodrogues qui ont besoin d'être hydrolysées pour agir.

Tableau 31.I – Mode d'action des IEC en fonction de leur structure chimique

Structure chimique	Mode d'action	Principales molécules
IEC à fonction sulfhydrile	Directement actif	Captopril
IEC avec une fonction acide et une fonction ester	Prodrogue	Périndopril
		Énalapril
		Ramipril
		Quinapril
		Bénazépril
		Trandolapril
		Cilazapril
		Fosinopril
IEC à deux fonctions acides	Directement actif	Lisinopril

EFFETS SECONDAIRES DES IEC

Ont été recensés les effets suivants :

- toux ;
- élévation de la créatininémie et hyperkaliémie survenant en cas de déplétion hydrosodée ou de sténose des artères rénales (sténose bilatérale ou sténose unilatérale sur rein unique) ;
- œdème angioneurotique.

CONTRE-INDICATIONS

Les contre-indications relatives sont :

- sténose bilatérale des artères rénales ;
- sténose unilatérale des artères rénales sur rein unique.

Les contre-indications absolues sont :

- grossesse (à partir du 2e trimestre) ;
- allaitement ;
- antécédents d'angio-œdème liés à la prise d'un IEC.

Les principaux IEC disponibles sont recensés dans le tableau 31-II.

Tableau 31.II – Principaux IEC disponibles

DCI	Nom commercial	Dosage (mg)	Posologie quotidienne usuelle (mg)
Bénazépril	*Cibacène*	5 ; 10	5 à 10
	Briem	5 ; 10	5 à 10
Captopril	*Lopril*	25 ; 50	50 à 150 en 2 à 3 prises
	Captolane	25 ; 50	50 à 150 en 2 à 3 prises
Cilazapril	*Justor*	0,5 ; 1 ; 2,5	2,5
Énalapril	*Renitec*	5 ; 20	5 à 20
Fosinopril	*Fozitec*	10 ; 20	10 à 20
Imidapril	*Tanatril*	5 ; 10	10 à 20
Lisinopril	*Prinivil*	5 ; 20	5 à 20
	Zestril	5 ; 20	5 à 20
Moexipril	*Moex*	7,5 ; 15	7,5 à 15

Tableau 31.II – Principaux IEC disponibles (suite)

Périndopril	*Coversyl*	2 ; 4	2 à 8
Ramipril	*Triatec*	1,25 ; 2,5 ; 5 ; 10	1,25 à 10
Quinapril	*Acuitel*	5 ; 20	5 à 20
	Korec	5 ; 20	5 à 20
Trandolapril	*Odrik*	0,5 ; 2	0,5 à 2
	Gopten	0,5 ; 2	0,5 à 2
Zofénopril	*Zofénil*	30	15 à 30

32 | Savoir prescrire les antagonistes des récepteurs de l'angiotensine 2

• Les antagonistes des récepteurs de l'angiotensine 2 sont indiqués pour le traitement de l'hypertension essentielle et pour le traitement de l'insuffisance rénale chez les patients diabétiques de type 2 avec protéinurie.

• La prescription dans l'HTA est reconnue pour la première intention.

MÉCANISME D'ACTION DES ANTAGONISTES DE L'ANGIOTENSINE 2

Les antagonistes des récepteurs de l'angiotensine 2 (ARA2) induisent une vasodilatation et une baisse tensionnelle par le blocage des récepteurs AT1 de l'angiotensine 2, puissant peptide vasoconsticteur.

La suppression de l'effet rétroactif négatif de l'angiotensine 2 sur la sécrétion de rénine est responsable d'une élévation de la rénine et de l'angiotensine 2 plasmatique. Malgré ces augmentations, l'action antihypertensive se maintient au long cours. Les conséquences de la stimulation des récepteurs AT2 ne sont pas connues chez l'homme.

Les ARA2 sont reconnus pour une prescription en première intention et leur association avec toutes les autres familles d'antihypertenseurs est possible, mais une action hypotensive sera plus importante en combinaison avec les diurétiques et les antagonistes calciques.

Les hypertendus de race noire présentent une moindre réponse tensionnelle, avec les ARA2, que les hypertendus de race blanche.

BÉNÉFICES DÉMONTRÉS DANS LES ÉTUDES DE MORBI-MORTALITÉ CHEZ L'HYPERTENDU

À partir d'une analyse publiée en 2003, il est aujourd'hui admis que :

- les antagonistes des récepteurs de l'angiotensine 2 dans une meta-analyse incluant 4 essais thérapeutiques (réalisés avec 3 médicaments ARA2 différents) montrent un bénéfice spécifique pour la prévention des accidents vasculaires cérébraux par comparaison à un traitement de référence ;
- les antagonistes des récepteurs de l'angiotensine 2 dans une méta-analyse incluant 3 essais thérapeutiques montrent un bénéfice spécifique pour la prévention des épisodes d'insuffisance cardiaque par comparaison à un traitement de référence.

L'étude LIFE, publiée en 2003, indique un bénéfice plus important d'un ARA2 (losartan) par comparaison à un bêtabloquant (aténolol) pour la prévention des AVC chez des hypertendus âgés ayant une hypertrophie ventriculaire gauche à l'ECG.

L'étude VALUE, publiée en 2004, indique un bénéfice plus important d'un antagoniste calcique (amlodipine) par comparaison à un ARA2 (valsartan) pour la prévention de la maladie coronaire chez des hypertendus à haut risque de complications cardiovasculaires.

EFFETS SECONDAIRES

Dans les essais cliniques contrôlés dans l'hypertension, les étourdissements étaient le seul effet secondaire dû au médicament, avec une fréquence supérieure à celle du placebo chez 1 % ou plus des patients.

Peuvent également s'observer :

- une détérioration de la fonction rénale avec augmentation modérée de la créatinine plasmatique, réversible à l'arrêt du traitement, en particulier en cas d'hypertension artérielle traitée par des diurétiques ou avec insuffisance rénale ;
- une hyperkaliémie habituellement modérée ou sévère en cas d'insuffisance rénale.

CONTRE-INDICATIONS

Ce sont la grossesse et l'allaitement.

CLASSIFICATION DES ARA2 SELON LEURS PROPRIÉTÉS PHARMACOLOGIQUES

La classe des ARA2 est pharmacologiquement homogène pour son mode d'action avec un blocage spécifique des récepteurs AT1.

Les produits diffèrent par leurs caractéristiques pharmacocinétiques (tableau 32-I).

Tableau 32.I – Propriétés pharmacologiques des ARA2

DCI	Absorption (%)	Métabolite actif	Demi-vie (h)
Candesartan cilexetil	42	Oui	9
Irbésartan	60-80	Non	11 à 15
Éprosartan	13	Non	5 à 9
Losartan	33	Oui	6 à 9
Olmésartan medoxomil	29	Non	10 à 15
Telmisartan	50	Non	20
Valsartan	23	Non	5 à 9

Les principaux ARA2 disponibles sont recensés dans le tableau 32-II.

Tableau 32.II – Principaux ARA2 disponibles

DCI	Nom commercial	Dosage (mg)	Posologie quotidienne usuelle (mg)
Losartan	*Cozaar*	50 ; 100	50 à 100
Valsartan	*Tareg, Nisis*	40 ; 80 ; 160	80 à 160
Irbésartan	*Aprovel*	75 ; 150 ; 300	150 à 300
Candesartan, cilexitil	*Atacand, Kenzen*	4 ; 8 ; 16	8 à 16
Olmésartan, medoxomil	*Olmetec, Alteis*	10 ; 20 ; 40	20 à 40
Telmisartan	*Pritor, Micardis*	40 ; 80	40 à 80
Éprosartan	*Teveten*	300	600

33 | Savoir prescrire les antagonistes calciques dans l'HTA

• Les antagonistes calciques sont indiqués pour le traitement de l'hypertension essentielle.

• Les antagonistes calciques sont utilisables en première intention et leur association à toutes les autres classes d'antihypertenseurs améliore le contrôle tensionnel.

MÉCANISME D'ACTION

Les antagonistes calciques agissent en bloquant les canaux calciques lents (ou potentiels-dépendants) empêchant ainsi l'entrée de calcium dans la cellule et la contraction musculaire. Ce blocage s'exerce au niveau des cellules musculaires lisses artérielles et des cellules myocardiques :

- au niveau vasculaire, la diminution de l'influx calcique est responsable d'une relaxation musculaire, une diminution des résistances périphériques totales entraînant une vasodilatation et une baisse de la PA ;
- au niveau myocardique, la baisse de l'influx calcique entraîne une diminution de la contractilité de la cellule myocardique avec effet inotrope et chronotrope négatif.

Les antagonistes calciques sont reconnus pour une prescription en première intention et leur association avec toutes les autres familles d'antihypertenseurs est possible.

Une action hypotensive supplémentaire est observée lorsqu'ils sont associés avec toutes les autres classes d'antihypertenseurs.

BÉNÉFICES DÉMONTRÉS DANS LES ÉTUDES DE MORBI-MORTALITÉ CHEZ L'HYPERTENDU

À partir d'une analyse publiée en 2003, il est aujourd'hui admis que :

- les diurétiques associés aux bêtabloquants dans une méta-analyse incluant 7 essais thérapeutiques montrent un bénéfice spécifique pour la prévention des épisodes d'insuffisance cardiaque par comparaison aux antagonistes calciques ;
- les inhibiteurs de l'enzyme de conversion dans une méta-analyse incluant 4 essais thérapeutiques montrent un bénéfice spécifique pour la prévention des épisodes d'insuffisance cardiaque par comparaison aux antagonistes calciques ;
- les antagonistes calciques dans une méta-analyse incluant 9 essais thérapeutiques montrent un bénéfice spécifique pour la prévention des accidents vasculaires cérébraux par comparaison aux traitements diurétiques ou bêtabloquants ;

- les antagonistes calciques dans une méta-analyse incluant 5 essais thérapeutiques montrent un bénéfice spécifique pour la prévention des accidents vasculaires cérébraux par comparaison aux inhibiteurs de l'enzyme de conversion.

L'étude VALUE, publiée en 2004, indique un bénéfice plus important d'un antagoniste calcique (amlodipine) par comparaison à un ARA2 (valsartan) pour la prévention de la maladie coronaire.

CLASSIFICATION DES ANTAGONISTES CALCIQUES EN FONCTION DE LEURS PROPRIÉTÉS PHARMACOLOGIQUES

Trois types différents d'antagonistes calciques sont distingués selon le site préférentiel de leur action :

- les dihydropyridines, qui ont un tropisme vasculaire prédominant. L'action vasodilatatrice est importante ;
- les benzothiazépines, qui ont un tropisme vasculaire et myocardique avec effet inotrope négatif et augmentation de la conduction auriculo-ventriculaire. Une action cardiaque est observée en plus de l'action vasculaire ;
- les phénylalkylamines, qui ont un tropisme vasculaire et myocardique avec effet inotrope négatif et augmentation de la conduction auriculo-ventriculaire. L'action sur la conduction cardiaque impose des précautions lors d'une utilisation avec d'autres médicaments à action cardiaque.

EFFETS SECONDAIRES

Effets secondaires liés à la relaxation des cellules musculaires lisses vasculaires

Ces effets sont plus fréquents avec les dihydropyridines. Ils sont bénins, cédant à l'arrêt du traitement. Ce sont :

- flush ; céphalées ; bouffées de chaleur ; tachycardie (en début de traitement) ;
- œdèmes des membres inférieurs (insensibles à une déplétion hydrosodée) ;
- constipation avec le vérapamil.

Effets secondaires liés à l'action cardiaque

Peuvent être observés :

- bradycardie ;
- bloc auriculo-ventriculaire ;
- bloc sino-auriculaire.

CONTRE-INDICATIONS

Pour le vérapamil et le diltiazem, ce sont :

- dysfonction sinusale ;

- bloc auriculo-ventriculaire de haut degré non appareillé ;
- insuffisance cardiaque décompensée ;
- association à un bêtabloquant (pour le vérapamil).

Les principaux antagonistes calciques disponibles sont recensés dans le tableau 33-I.

Tableau 33.I – Principaux antagonistes calciques disponibles

DCI	Nom commercial	Dosage (mg)	Posologie quotidienne usuelle
Amlodipine	*Amlor 5*	5	1 gél.
	Amlor 10	10	1 gél.
Diltiazem	*Mono-Tildiem 200 LP*	200	1 gél.
	Mono-Tildiem 300 LP	300	1 gél.
Félodipine	*Flodil LP*	5	1 cp.
Isradipine	*Icaz LP*	2,5	1 gél.
	Icaz LP	5	1 gél.
Lacidipine	*Caldine 2*	2	1 cp.
	Caldine 4	4	1 cp.
Lercanidipine	*Lercan 10, Zanidip 10*	10	1 cp.
	Lercan 10, Zanidip 20	20	1 cp.
Manidipine	*Iperten 10, Iperten 20*	10 et 20	1 cp.
Nicardipine	*Loxen 20*	20	1 cp. x 3
	Loxen 50 LP	50	1 gél. x 2
Nifédipine	*Adalate 20 LP*	20	1 cp. x 2
	Chronadalate 30 LP	30	1 cp.
Nitrendipine	*Nidrel 10, Nidrel 20*	10 et 20	1 cp.
	Baypress 10, Baypress 20	10 et 20	1 cp.
Vérapamil	*Isoptine 120*	120	1 gél. x 2
	Isoptine 240 LP	240	1 cp.

34 | Savoir prescrire les antihypertenseurs centraux dans l'HTA

• Les antihypertenseurs centraux sont indiqués pour le traitement de l'hypertension essentielle.

• Les antihypertenseurs centraux n'ont pas été évalués en première intention dans des essais de morbi-mortalité chez l'hypertendu.

MÉCANISME D'ACTION

Les antihypertenseurs centraux agissent en diminuant le tonus sympathique par stimulation des récepteurs α2-adrénergiques centraux et des récepteurs aux imidazolines.

Ils entraînent :

- une diminution de la fréquence cardiaque par augmentation du tonus vagal ;
- une diminution des résistances périphériques totales ;
- une diminution de l'activité du système rénine-angiotensine-aldostérone.

Il en existe différents types :

- l'α-méthyl-dopa dont l'action antihypertensive est liée à sa transformation en méthylnoradrénaline qui active les récepteurs α-adrénergiques centraux ;
- la clonidine, la guanfacine (action prédominante sur les alpha-2 adrénorécepteurs cérébraux) ;
- la rilmenidine, la moxonidine et ses apparentés (action prédominante sur les récepteurs aux imidazolines).

Les antihypertenseurs centraux sont reconnus pour une prescription en première intention et leur association avec toutes les autres familles d'antihypertenseurs est possible.

Les antihypertenseurs centraux ne font pas partie des médicaments recommandés en première intention du fait de l'absence d'évaluation dans des essais de morbi-mortalité.

BÉNÉFICES DÉMONTRÉS DANS LES ÉTUDES DE MORBI-MORTALITÉ CHEZ L'HYPERTENDU

Les antihypertenseurs centraux n'ont pas été évalués en première intention dans des essais de morbi-mortalité chez l'hypertendu.

Dans quelques études de morbi-mortalité, les antihypertenseurs centraux ont été utilisés en association aux autres traitements antihypertenseurs évalués en première intention. La démonstration de leur bénéfice pour prévenir les complications cardiovasculaires chez l'hypertendu est faite dans des conditions de combinaison d'antihypertenseurs.

EFFETS SECONDAIRES

Peuvent être observés les effets suivants :

- somnolence ;
- sécheresse de la bouche ;
- hypotension orthostatique ;
- effet rebond à l'arrêt brutal du traitement prescrit à fortes doses avec poussée hypertensive, tremblements, céphalées, tachycardie ;
- effets secondaires particuliers avec l'*Aldomet* :
  - hématologiques,
  - hépatite cytolytique.

CONTRE-INDICATIONS

Ce sont les suivantes :

- états dépressifs graves ;
- insuffisance rénale sévère (clairance de la créatinine inférieure à 15 mL/min) ;
- sultopride ;
- avec la méthyldopa : affection hépatique (hépatite, cirrhose), anémie hémolytique.

Les principaux antihypertenseurs centraux disponibles sont recensés dans le tableau 34-I.

Tableau 34.I – Principaux antihypertenseurs centraux disponibles

DCI	Nom commercial	Dosage (mg)	Posologie quotidienne usuelle
Méthyldopa	*Aldomet*	250 et 500	750 mg à 1,5 g en 2 à 3 prises
Clonidine	*Catapressan*	0,15	1 à 3 cp.
Guanfacine	*Estulic*	2	1 cp. le soir au coucher
Moxonidine	*Physiotens*	0,2 et 0,4	1 cp.
Rilménidine	*Hyperium*	1	1 cp.

35 | Savoir prescrire les α-bloquants dans l'HTA

• Les α-bloquants sont utilisés pour le traitement de l'hypertension artérielle mais aussi dans le traitement symptomatique de l'hypertrophie bénigne de la prostate.
• Dans une étude de morbi-mortalité, la doxazosine prescrite chez des hypertendus à haut risque cardiovasculaire a provoqué une augmentation des accidents vasculaires cérébraux et des épisodes de décompensation cardiaque par comparaison à un traitement diurétique.

MÉCANISME D'ACTION DES α-BLOQUANTS

Les α-bloquants bloquent les récepteurs $\alpha 1$-adrénergiques post-synaptiques. Ils entraînent une baisse des résistances périphériques à l'origine de l'effet hypotenseur. Du fait de leur grande sélectivité $\alpha 1$, ils n'occasionnent pas de baisse de la fréquence cardiaque.

Il existe deux types d'α-bloquants :

- la prasozine qui agit exclusivement en bloquant les récepteurs $\alpha 1$ post-synaptiques ;
- l'urapidil qui, en plus de son action α-bloquante, possède un effet hypotenseur central de type $\alpha 1$-adrénolytique et agoniste des récepteurs sérotoninergiques 5HT1A.

Les α-bloquants sont reconnus pour une prescription en première intention et leur association avec toutes les autres familles d'antihypertenseurs est possible.

Les α-bloquants ne pas font partie des médicaments recommandés en première intention du fait du moindre bénéfice de prévention observé avec la doxazosine dans un essai de morbi-mortalité.

BÉNÉFICES DÉMONTRÉS DANS LES ÉTUDES DE MORBI-MORTALITÉ CHEZ L'HYPERTENDU

L'étude ALLHAT a comparé l'efficacité sur la prévention des maladies cardiovasculaires d'un α-bloquant, la prozosine, à un diurétique thiazidique. Chez des patients à « haut risque », une augmentation significative du nombre des événements cardiovasculaires dans le groupe des sujets traités par α-bloquant a été observée (insuffisance cardiaque et AVC).

La doxazosine n'est pas indiquée en France pour le traitement de l'hypertension artérielle, mais elle est disponible pour le traitement de l'hypertrophie bénigne de la prostate.

EFFETS SECONDAIRES

Ce sont les suivants :

- hypotension orthostatique, survenant surtout à l'initiation du traitement (effet première dose) ;
- vertiges.

Les principaux α-bloquants disponibles sont recensés dans le tableau 35-I.

Tableau 35.I – Principaux α-bloquants disponibles

DCI	Nom commercial	Dosage (mg)	Posologie quotidienne usuelle
Prasozine	*Minipress*	1 et 5	2,5 mg x 2
	Alpress LP	2,5 et 5 LP	1 cp.
Urapidil	*Eupressyl*	30 et 60	1 gél. x 2
	Médiatensyl	30 et 60	1 gél. x 2

36 | Mesures non pharmacologiques

• Certaines modifications du mode de vie permettent de faire baisser les chiffres de PA et d'améliorer le profil de risque cardiovasculaire.

PRINCIPALES MESURES NON PHARMACOLOGIQUES

Ce sont les suivantes :

- arrêt du tabac ;
- amaigrissement ;
- réduction de la consommation alcoolique ;
- pratique d'une activité physique ;
- lutte contre le stress ;
- diminution des apports alimentaires en sodium ;
- supplémentation en potassium et calcium si l'apport quotidien est insuffisant.

ARRÊT DU TABAGISME

Le tabac entraîne une augmentation de la PA de 5 à 10 mmHg dans les 15 à 30 minutes qui suivent la consommation d'une cigarette. Il aggrave le pronostic cardiovasculaire par un rôle indépendant de la PA. Il faut largement inciter le patient hypertendu à arrêter de fumer.

Une aide est le plus souvent utile pour le sevrage du tabac (consultation antitabac).

RÉDUCTION PONDÉRALE

L'obésité est associée à une augmentation des chiffres de PA.

Entre 20 et 45 ans, le risque de développer une HTA est cinq à six fois plus important chez l'obèse que chez le sujet de poids normal.

La réduction pondérale permet d'abaisser les chiffres de PA chez certains sujets. Le régime constitue donc une étape primordiale dans la prise en charge de l'hypertendu en surpoids.

Devant une HTA légère chez un patient en surpoids, la réduction pondérale sur une période de 3 à 6 mois peut suffire à normaliser la PA avant d'envisager un traitement médicamenteux.

Chez l'hypertendu traité qui présente un excès pondéral, le régime peut permettre d'alléger le traitement antihypertenseur voire de l'arrêter.

ACTIVITÉ PHYSIQUE

La pratique régulière d'une activité physique participe à la diminution des chiffres de PA.

Le bénéfice est démontré à tout âge, et se combine au traitement par les antihypertenseurs.

Pour être bénéfique, l'activité physique doit faire dépenser 2 000 kcal par semaine. Une activité fréquente (2 à 3 fois par semaine), d'intensité modérée, est plus utile qu'une activité d'intensité élevée une fois par semaine.

Chez l'hypertendu, la reprise d'une activité sportive après l'âge de 40 ans impose un bilan cardiologique pour dépister une éventuelle maladie coronaire.

Les activités d'endurance : natation, cyclisme, marche rapide, jogging, golf sont à privilégier chez l'hypertendu.

Une activité physique qui permet de parler pendant l'effort respecte les limites et ne fait pas courir de risque.

Un ajustement du traitement antihypertenseur est parfois nécessaire après la reprise d'une activité physique régulière.

RÉDUCTION DE LA CONSOMMATION D'ALCOOL

La consommation chronique d'alcool élève le niveau de PA. Il faut donc conseiller à l'hypertendu de limiter sa consommation alcoolique à moins de 30 mL d'éthanol par jour, ce qui correspond à un quart de litre de vin ou trois quarts de litre de bière.

L'alcool peut interférer avec le traitement médicamenteux et induire une résistance aux antihypertenseurs.

GESTION DU STRESS

Bien que le stress élève les chiffres de PA en aiguë, aucune étude n'a montré une amélioration des chiffres tensionnels par la pratique de techniques de relaxation.

MODIFICATION DES HABITUDES ALIMENTAIRES

RÉDUCTION DES APPORTS EN SODIUM

Une réduction modérée des apports quotidiens en chlorure de sodium aux environs de 100 mmol/j fait baisser les chiffres de PA d'environ 5 mmHg.

Il existe une susceptibilité individuelle au chlorure de sodium.

Les sujets âgés ou de race noire et les hypertendus avec une atteinte rénale sont plus sensibles à l'excès de sel que les autres.

Les patients hypertendus doivent suivre un régime modérément salé apportant environ 100 mmol de sel par jour. La diminution des aliments riches en sel caché est à proposer (diminution du fromage, de la charcuterie, des plats industriels).

La prescription de régime sans sel strict n'est pas justifiée dans l'HTA non compliquée.

Optimisation des apports en potassium et calcium

Potassium

Un régime alimentaire supplémenté en potassium permet d'abaisser les chiffres de PA. Une alimentation riche en potassium est donc souhaitable chez les patients hypertendus.

Les aliments contenant du potassium sont les viandes, les poissons, les œufs, le lait, les haricots, les lentilles, les pois secs, les pommes de terre, les châtaignes, les dattes, les fruits secs, les épinards, les amandes, les noisettes, les germes de blé et le lait écrémé en poudre.

Les sels potassiques doivent être utilisés avec prudence, notamment chez les sujets âgés ou chez les patients traités par des diurétiques épargneurs de potassium ou des IEC afin d'éviter tout risque d'hyperkaliémie.

En pratique, les apports de potassium doivent se faire sous forme alimentaire.

Calcium

Le calcium abaisse les chiffres de PA chez certains hypertendus et il peut contrebalancer les effets délétères d'un régime riche en sel.

Mais ces effets du calcium sur la régulation de la pression artérielle paraissent modestes et n'ont jamais été formellement démontrés.

Un régime alimentaire équilibré apportant 800 à 1 200 mg de calcium par jour suffit. Il n'est pas nécessaire de supplémenter par des sels de calcium tous les hypertendus.

Les aliments contenant du calcium sont le lait, les fromages, les fruits oléagineux, les légumineuses, les céréales, les œufs de poisson et les figues sèches.

Caféine

La caféine a un effet vasopresseur responsable d'une augmentation des chiffres de PA, mais cet effet est transitoire. Il n'y a pas de raison de supprimer le café aux hypertendus.

Lipides

Les lipides jouent un rôle peu important dans la régulation tensionnelle. Un régime riche en graisses insaturées (huiles de poisson) pourrait avoir un effet antihypertensif, mais ce régime a de tels effets secondaires qu'il n'est pas applicable à l'hypertendu.

L'hypercholestérolémie doit être traitée car elle majore le risque cardiovasculaire global.

En pratique

Plusieurs mesures non pharmacologiques améliorent le profil tensionnel.
Devant une HTA légère, il est recommandé de débuter le traitement par des règles hygiéno-diététiques pendant 3 à 6 mois avant d'envisager un traitement médicamenteux.
Les principales mesures non pharmacologiques sont :
– arrêt du tabac ;
– amaigrissement ;
– réduction de la consommation alcoolique à moins de 30 cm^3 d'éthanol par jour ;
– pratique d'une activité physique ;
– lutte contre le stress ;
– régime alimentaire équilibré, peu salé, riche en potassium et calcium ;
– correction d'une dyslipidémie ou d'un diabète.

37 | Stratégie d'utilisation des antihypertenseurs

• Au sein d'une même famille thérapeutique, l'efficacité tensionnelle et la tolérance sont en général comparables.
• Pour un individu, l'efficacité tensionnelle est comparable entre les médicaments d'un même « panier thérapeutique ».
• L'adaptation du traitement est guidée par la tolérance du médicament et son efficacité pour atteindre l'objectif tensionnel.
• La combinaison des traitements doit comporter un médicament de chaque « panier thérapeutique ».

PRINCIPES GÉNÉRAUX DU TRAITEMENT ANTIHYPERTENSEUR

APPLICATION DES RÈGLES HYGIÉNO-DIÉTÉTIQUES

La prise en charge de l'HTA commence par la mise en place de mesures non pharmacologiques qui consistent en :

- amaigrissement ;
- réduction de la consommation alcoolique ;
- pratique d'une activité physique ;
- diminution des apports alimentaires en sodium ;
- régime équilibré peu salé, riche en potassium, calcium et magnésium ;
- correction des autres facteurs de risque (arrêt du tabac, diabète, dyslipidémie).

Ces règles hygiéno-diététiques sont toujours proposées dans la prise en charge initiale puis au cours du suivi de l'hypertendu.

Chez certains patients ayant une HTA de grade 1, elles peuvent suffire à normaliser les chiffres de PA.

Selon les recommandations de l'Anaes, le traitement non médicamenteux est la seule prise en charge à proposer aux patients ayant un risque cardiovasculaire faible ou moyen. La mise en route d'un traitement médicamenteux ne sera débutée que si la pression artérielle n'est pas normalisée après 6 mois chez les sujets avec un risque cardiovasculaire moyen et après 12 mois chez ceux ayant un risque cardiovasculaire faible.

PRESCRIPTION D'UN ANTIHYPERTENSEUR

Sept familles d'antihypertenseurs ont démontré leur efficacité pour faire baisser la pression artérielle de patients hypertendus lors d'une prescription en monothérapie :

- les diurétiques thiazidiques ;
- les β-bloquants ;
- les antagonistes calciques ;
- les inhibiteurs de l'enzyme de conversion ;
- les antagonistes des récepteurs de l'angiotensine 2 ;
- les antihypertenseurs centraux ;
- les α-bloquants.

Selon l'Anaes, le traitement antihypertenseur est débuté par une monothérapie ou par une association fixe dont l'efficacité hypotensive est comparable à celle d'une monothérapie (association à faible dose).

Pour une meilleure observance, le traitement choisi sera de préférence un médicament actif en une seule prise quotidienne.

Choix de la monothérapie initiale

Le choix initial de la famille de l'antihypertenseur va se faire en fonction :

- de l'efficacité attendue sur la prévention des complications cardiovasculaires ;
- de l'efficacité attendue sur la baisse tensionnelle en fonction des propriétés pharmacologiques des médicaments ;
- du terrain et d'éventuelles pathologies associées qui vont indiquer ou contre-indiquer certains traitements ;
- des recommandations nationales ou internationales ;
- de l'expérience du prescripteur.

Efficacité attendue sur la prévention des complications cardiovasculaires

Le choix initial doit se porter sur une classe médicamenteuse ayant fait l'objet d'essais qui ont démontré une action sur la prévention des complications cardiovasculaires chez l'hypertendu :

- les β-bloquants ;
- les diurétiques thiazidiques ;
- les antagonistes calciques ;
- les inhibiteurs de l'enzyme de conversion ;
- les antagonistes des récepteurs de l'angiotensine 2.

En terme de morbidité cardiovasculaire, ces cinq classes ont une efficacité comparable pour une même baisse de la pression artérielle.

Les études médico-économiques ont montré que la prise en charge par diurétiques ou β-bloquants est peu coûteuse.

Deux autres familles ont montré leur efficacité en monothérapie pour faire baisser la pression artérielle des patients hypertendus :

- les antihypertenseurs centraux ;
- les α-bloquants.

Efficacité attendue sur la baisse tensionnelle en fonction des propriétés pharmacologiques des médicaments : les « paniers thérapeutiques »

Il existe une variabilité individuelle dans la réponse à chaque classe pharmacologique d'antihypertenseur. Un patient « non répondeur » à un médicament d'une famille peut être « répondeur » à un médicament d'une autre famille. En revanche, la réponse tensionnelle obtenue avec différents médicaments appartenant à la même famille pharmacologique est comparable pour un sujet.

Selon une étude de comparaison individuelle de l'efficacité des traitements (Dickerson C et coll. *Lancet* 1999 ; *35* : 2008-13), les familles de médicaments antihypertenseurs sont regroupées dans deux « paniers thérapeutiques » :

- le « panier thérapeutique 1 » avec IEC ; bêtabloquant ; ARA2 ;
- le « panier thérapeutique 2 » avec antagoniste calcique ; diurétique.

Il est montré que chez un hypertendu jamais traité :

- l'efficacité hypotensive des médicaments de chaque panier est comparable ;
- la tolérance du traitement est dépendante de la famille pharmacologique mais pas du « panier thérapeutique » ;
- la bithérapie doit associer un médicament de chacun des « paniers thérapeutiques ».

Si la stratégie des « paniers thérapeutiques » (encadré) est appliquée pour débuter le traitement chez un hypertendu, le choix initial se limite à celui d'un médicament au sein d'un « panier thérapeutique ».

Adaptation du traitement lors du suivi

Objectifs du traitement antihypertenseur

Après avoir débuté un traitement, le suivi doit s'organiser afin de s'assurer que l'objectif tensionnel est atteint avec une tolérance optimale des thérapeutiques. Un délai de plusieurs semaines est souvent nécessaire pour atteindre l'objectif tensionnel et une baisse trop rapide des chiffres de la pression artérielle n'est pas souhaitable. La première évaluation de l'efficacité et de la tolérance du traitement devra se faire après 4 à 8 semaines de traitement.

L'objectif est d'atteindre une PAS/PAD inférieure à 140/90 mmHg en consultation.

Ces valeurs de la pression artérielle sont obtenues chez un patient examiné au cours d'une consultation et qui déclare avoir régulièrement pris le traitement prescrit.

Le traitement prescrit ne doit pas provoquer d'effets indésirables cliniques ou biologiques.

Tolérance et efficacité, guides de l'adaptation des médicaments : stratégie des « paniers thérapeutiques »

Si le médicament initialement choisi ne permet pas d'atteindre l'objectif tensionnel ou si le traitement est mal toléré, une adaptation du traitement est indispensable.

Le tableau 37-I propose la stratégie des « paniers thérapeutiques » pour l'utilisation des médicaments lorsque la tolérance du traitement n'est pas satisfaisante et/ou l'objectif tensionnel n'est pas atteint après la prescription d'une monothérapie initiale.

Tableau 37.I – Stratégie des paniers thérapeutiques

	Bonne tolérance	Mauvaise tolérance
Objectif tensionnel atteint	*Poursuite du médicament* – rester en monothérapie	*Arrêt du médicament* – Choisir un médicament d'une autre famille – Choisir un médicament dans le *même* « panier thérapeutique » – Rester en monothérapie
Objectif tensionnel non atteint	*Passer à la bithérapie* – Choisir un médicament dans chaque « panier thérapeutique » – Préférer une combinaison à dose fixée	*Arrêt du médicament* – Choisir un médicament d'une autre famille – Choisir un médicament dans l'autre « panier thérapeutique » – Rester en monothérapie

Les règles pour l'utilisation des médicaments selon la stratégie des « paniers thérapeutiques »

- Panier thérapeutique 1 : IEC ; β-bloquant ; ARA2
- Panier thérapeutique 2 : antagoniste calcique ; diurétique

Le choix de la deuxième étape du traitement est basé sur la tolérance du premier traitement et sur son efficacité hypotensive.

– Lorsque la monothérapie est bien tolérée et que l'objectif tensionnel est atteint, la monothérapie initiale doit être poursuivie.

– Lorsque la monothérapie est bien tolérée et que l'objectif tensionnel n'est pas atteint, une bithérapie doit être prescrite avec le choix d'un médicament de chaque « panier thérapeutique ». Une association à dose fixée si elle est possible est préférable.

– Lorsque la monothérapie n'est pas bien tolérée mais que l'objectif tensionnel est atteint, il faut arrêter le médicament, et choisir un médicament en monothérapie d'une autre famille mais dans le même « panier thérapeutique ».

– Lorsque la monothérapie n'est pas bien tolérée et que l'objectif tensionnel n'est pas atteint, il faut arrêter le médicament, et choisir un médicament en monothérapie d'une autre famille mais dans l'autre « panier thérapeutique ».

– Lorsqu'une bithérapie ne permet pas d'atteindre l'objectif tensionnel, il faut associer les médicaments des deux « paniers thérapeutiques ». Les associations à dose fixée sont à utiliser.

– Lorsqu'une hypertension artérielle est résistante aux traitements, il est utile de prendre l'avis d'un spécialiste de l'hypertension artérielle.

Utilisation des médicaments en associations fixes

Associations fixes de deuxième intention

Les combinaisons d'antihypertenseurs sont nécessaires pour atteindre l'objectif tensionnel chez une majorité des hypertendus.

Si le plus fréquemment ce sont des combinaisons « libres » (prescription simultanée de plusieurs médicaments) qui sont réalisées, les associations fixes permettent de simplifier la prescription et l'observance des patients pour un coût financier plus faible.

La prescription des associations à dose fixe est recommandée en deuxième intention lorsque le traitement initial par monothérapie ne permet pas d'atteindre l'objectif tensionnel et que le premier médicament prescrit a montré sa bonne tolérance.

Les associations à doses fixes commercialisées en France pour une prescription en deuxième intention sont regroupées tableau 37-II.

Tableau 37.II – Associations à doses fixes commercialisées en France pour une prescription en deuxième intention

Molécules associées	DCI	Nom commercial	Posologie quotidienne usuelle
Diurétiques en association	Spironolactone (25 mg) + Altizide (15 mg)	*Aldactazine* *Practazin* *Prinactizide* *Spiroctazine*	1/2 à 1 cp. en 1 prise
	Cyclothiazide (3 mg) + triamtérène (150 mg)	*Cyclotériam*	1/2 à 1 cp. en 1 prise
	Furosémide (40 mg) + amiloride (5 mg)	*Logirène*	1 cp. en 1 prise
	Hydrochlorothiazide (50 mg) + amiloride (5 mg)	*Modurétic*	1/2 à 1 cp. en 1 à 2 prises
	Hydrochlorotiazide (25 mg) + triamtérène (50 mg)	*Prestole*	1 gél. en 1 prise
	Méthylchlorotiazide (5 mg) + triamtérène (150 mg)	*Isobar*	1 cp. en 1 prise
Bêtabloquant + diurétique	Métoprolol (200 mg) + chlortalidone (25 mg)	*Logroton*	1 cp. en 1 prise
	Oxprénolol (160 mg) + chlortalidone (20 mg)	*Trasitensine*	1 cp. en 1 prise
	Pindolol (10 mg) + clopamide (15 mg)	*Viskaldix*	1cp. en 1 ou 2 prises
	Timolol (10 mg) + hydrochlorothiazide (25 mg) + amiloride (2,5 mg)	*Moducren*	1cp. en 1 prise

Tableau 37.II – Associations à doses fixes commercialisées en France pour une prescription en deuxième intention (suite)

	Aténolol (25 mg) + bendrofluazide (12,5 mg)	*Ténorétic*	1 cp. en 1 prise
	Bisoprolol (2,5 mg) + hydrochlorothiazide (6,25 mg)	*Lodoz 2,5* *Wytens 2,5*	1 cp. en 1 prise
	Bisoprolol (5 mg) + hydrochlorothiazide (6,25 mg)	*Lodoz 5,* *Wytens 5*	1 cp. en 1 prise
	Bisoprolol (10 mg) + hydrochlorothiazide (6,25 mg)	*Lodoz 10,* *Wytens 10*	1 cp. en 1 prise
Antagoniste calcique + bêtabloquant	Nifédipine LP (20 mg) + aténolol (50 mg)	*Ténordate* *Bêta-Adalate*	1 à 2 gél. en 1 ou 2 prises
	Félodipine (5 mg) + métoprolol (47,5 mg)	*Logimax*	1 gél. par jour
IEC + diurétique	Captopril (50 mg) + hydrochlorothiazide (25 mg)	*Captéa* *Ecazide*	1 cp. en 1 prise
	Énalapril (20 mg) + hydrochlorothiazide (12,5 mg)	*Co-Rénitec*	1 cp. en 1 prise
	Lisinopril (20 mg) + hydrochlorothiazide (12,5 mg)	*Zestorétic* *Prinzide*	1 cp. en 1 prise
	Bénazépril (10 mg) + hydrochlorothiazide (12,5 mg)	*Cibadrex* *Briazide*	1 cp. en 1 prise
	Quinapril (20 mg) + hydrochlorothiazide (12,5 mg)	*Acuilix* *Korétic*	1 cp. en 1 prise
	Fozinopril (20 mg) + hydrochlorothiazide (12,5 mg)	*Fozirétic*	1 cp. en 1 prise
	Périndopril (4 mg) + indapamide (1,25 mg)	*Biprétérax*	1 cp. en 1 prise
Diurétique + antihypertenseur central	Bendofluméthiazide (2,5 mg) + réserpine (0,1 mg)	*Tensionorme*	
Antagoniste de l'angiotensine 2 + diurétique	Losartan (50 mg) + hydrochlorathiazide (12,5 mg)	*Hyzaar*	1 cp. en 1 prise
	Losartan (100 mg) + hydrochlorathiazide (25 mg)	*Fortzaar*	1 cp. en 1 prise

Tableau 37.II – Associations à doses fixes commercialisées en France pour une prescription en deuxième intention (suite)

	Valsartan (80 mg) + hydrochlorathiazide (12,5 mg)	*Cotareg 80* *Nisisco 80*	1 cp. en 1 prise
	Valsartan (160 mg) + hydrochlorathiazide (12,5 mg)	*Cotareg 160* *Nisisco 160*	1 cp. en 1 prise
	Valsartan (160 mg) + hydrochlorathiazide (25 mg)	*Cotareg 160/25* *Nisisco 160/25*	1 cp. en 1 prise
	Irbésartan (150 mg) + hydrochlorathiazide (12,5 mg)	*Coaprovel 150*	1 cp. en 1 prise
	Irbésartan (300 mg) + hydrochlorathiazide (12,5 mg)	*Coaprovel 300*	1 cp. en 1 prise
	Candésartan (8 mg) + hydrochlorathiazide (12,5 mg)	*Hytacand 8* *Cokenzen 8*	1 cp. en 1 prise
	Candésartan (16 mg) + hydrochlorathiazide (12,5 mg)	*Hytacand 16* *Cokenzen 16*	1 cp. en 1 prise
	Telmisartan (80 mg) + hydrochlorathiazide (12,5 mg)	*Pritor plus* *Micardis plus*	1 cp. en 1 prise

Place des « associations fixes à faibles doses »

Les « associations fixes à faibles doses » sont des médicaments qui sont utilisables pour débuter un traitement antihypertenseur. Ils ont démontré une efficacité hypotensive comparable à celle d'une monothérapie et des effets secondaires pas plus fréquents que ceux observés sous monothérapie.

La diminution des effets secondaires dose-dépendants en particuliers métaboliques rencontrés avec les diurétiques est obtenue en associant au diurétique un inhibiteur de l'enzyme de conversion, un AT1-bloquant (ARA2) ou la spironolactone. Avec l'association à faibles doses d'un β-bloquant et d'un diurétique, c'est en portant la dose du diurétique thiazidique à un très faible dosage de 6,25 mg d'hydrochlorothiazide qu'il a été possible d'annuler les effets métaboliques du diurétique ; cette mini-dose de diurétique ayant en revanche montré qu'elle augmentait l'efficacité hypotensive d'une faible dose de β-bloquant.

La prescription de ces médicaments s'accompagne d'une baisse tensionnelle équivalente à celle d'une monothérapie, et permet d'évaluer d'emblée la tolérance des principes actifs qui la composent. Si la prescription d'une « association fixe à faibles doses » ne permet pas d'obtenir la réponse hypotensive optimale, il est nécessaire d'augmenter les doses d'au moins un des principes actifs qui constituent l'association. Cette augmentation se fera alors avec un faible risque de voir apparaître un effet secondaire « dose-indépendant » car la bonne tolérance des traitements aura été évaluée lors de la période de prescription à faible dose. La disposition de différents dosages pour ces associations (des « gammes » thérapeutiques) est une justification à l'utilisation initiale de ces médicaments.

Les associations fixes à faibles doses commercialisées en France pour une prescription en première intention sont regroupées tableau 37-III.

Tableau 37.III – Associations fixes à faibles doses commercialisées en France pour une prescription en première intention

Molécules associées	DCI	Nom commercial	Posologie
IEC + diurétique	Périndopril (2 mg) + indapamide (0,625 mg)	*Prétérax*	1 cp. par jour
β-bloquant + diurétique	Bisoprolol (2,5 mg) + hydrochlorothiazide (6,25 mg)	*Lodoz* *Wytens*	1 cp. par jour

Associations d'antihypertenseurs déconseillées

Certaines associations d'antihypertenseurs sont déconseillées car elles augmentent le risque d'effets secondaires :

- IEC + diurétique épargneur de potassium : risque accru d'hyperkaliémie ;
- IEC + antagonistes des récepteurs de l'angiotensine 2 : risque accru d'hyperkaliémie ;
- β-bloquant + vérapamil : risque accru de troubles conductifs ;
- β-bloquant + diltiazem : risque accru de troubles conductifs ;
- β-bloquant + antagoniste calcique : risque accru d'hypotension orthostatique.

Que faire en cas d'échec de la bithérapie antihypertensive ?

Il faut adopter la démarche suivante :

- confirmer l'élévation tensionnelle en dehors de la consultation (MAPA ou de automesure tensionnelle) ;
- évaluer l'observance du traitement ;
- entreprendre la recherche d'une HTA secondaire ;
- optimiser l'utilisation des traitements (associer les médicaments des deux « paniers thérapeutiques » et toujours prescrire un diurétique) ;
- prendre l'avis d'un spécialiste de l'hypertension.

La stratégie du traitement antihypertenseur dans l'hypertension artérielle se fait en plusieurs étapes qui sont décrites dans l'encadré ci-après.

Les différentes étapes de stratégie du traitement antihypertenseur dans l'HTA

Règles hygiéno-diététiques

Pour une période de 12 mois chez l'hypertendu à faible risque.
Pour une période de 6 mois chez l'hypertendu à risque moyen.
En association avec le traitement médicamenteux chez l'hypertendu à haut risque.

Début du traitement par une monothérapie ou par une combinaison ayant l'efficacité d'une monothérapie

Selon l'Anaes, le choix initial doit se porter sur une classe médicamenteuse ayant fait l'objet d'essais qui ont démontré une action sur la prévention des complications cardiovasculaires chez l'hypertendu : b-bloquants, diurétiques thiazidiques, antagonistes calciques, IEC.

Adaptation du traitement selon la stratégie des « paniers thérapeutiques »

Panier thérapeutique 1 : IEC ; bêtabloquant ; ARA2.
Panier thérapeutique 2 : antagoniste calcique ; diurétique.

La tolérance et l'efficacité des médicaments guident l'adaptation

	Bonne tolérance	**Mauvaise tolérance**
Objectif tensionnel atteint	*Poursuite du médicament* – rester en monothérapie	*Arrêt du médicament* – Choisir un médicament d'une autre famille – Choisir un médicament dans le *même* « panier thérapeutique » – Rester en monothérapie
Objectif tensionnel non atteint	*Passer à la bithérapie* – Choisir un médicament dans chaque « panier thérapeutique » – Préférer une combinaison à dose fixée	*Arrêt du médicament* – Choisir un médicament d'une autre famille – Choisir un médicament dans l'autre « panier thérapeutique » – Rester en monothérapie

Objectif tensionnel non atteint par une bithérapie

– Confirmer l'élévation tensionnelle en dehors de la consultation (MAPA ou de automesure tensionnelle).
– Évaluer l'observance du traitement.
– Entreprendre la recherche d'une HTA secondaire.
– Optimiser l'utilisation des traitements (associer les médicaments des deux « paniers thérapeutiques » et toujours prescrire un diurétique).
– Prendre l'avis d'un spécialiste de l'hypertension.

CHOIX DU TRAITEMENT ANTIHYPERTENSEUR EN FONCTION DE LA PATHOLOGIE ASSOCIÉE

Il est résumé dans le tableau 37-IV.

Tableau 37.IV – HTA et pathologies associées

Pathologie associée	Classe pharmacologique	Classe pharmacologique à éviter ou à utiliser avec prudence
Insuffisance coronaire	β-bloquants Antagonistes calciques	Vasodilatateurs directs
Insuffisance cardiaque	IEC Diurétiques	β-bloquants Vérapamil Diltiazem
Troubles conductifs	β-bloquants	Vérapamil Diltiazem
Cardiopathie obstructive	β-bloquants Vérapamil Diltiazem	IEC α-bloquants Antihypertenseurs centraux Diurétiques
Artériopathie	β-bloquants	
Insuffisance rénale	Diurétiques de l'anse IEC	Thiazidiques Diurétiques épargneurs de K
Diabète	IEC Antagonistes calciques	β-bloquants
Asthme, BPCO		β-bloquants
Dyslipidémie		β-bloquants Diurétiques
Dépression		Antihypertenseurs centraux
Grossesse	Méthyldopa Hydralazine β-bloquants	Diurétiques IEC Antagonistes de l'angiotensine 2

En pratique

Conduite du traitement antihypertenseur

1re règle : Les mesures hygiéno-diététiques sont toujours recommandées mais leur efficacité pour le contrôle des chiffres tensionnels est modeste.

2e règle : Le traitement est débuté par une monothérapie ou une association dont l'efficacité est équivalente à une monothérapie.

3e règle : La tolérance et l'efficacité d'un traitement guident l'adaptation du traitement selon la stratégie des « paniers thérapeutiques ».

4e règle : Les combinaisons d'antihypertenseurs à dose fixe facilitent la prescription et l'observance du traitement.

5e règle : La résistance à une bithérapie doit faire envisager une prise en charge plus spécifique et l'avis du spécialiste est souvent utile.

SIXIÈME PARTIE

Suivi de l'hypertendu

38 | Observance du traitement antihypertenseur

• L'observance du traitement antihypertenseur au long cours est parfois mauvaise.
• Envisager ce problème chez tous les patients pourrait favoriser une meilleure prise en charge de l'hypertendu au long cours.

COMMENT ESTIMER L'OBSERVANCE DU TRAITEMENT ANTIHYPERTENSEUR ?

Il est souvent difficile de savoir si un patient prend bien son traitement antihypertenseur.

Pour évaluer l'observance, il existe des moyens techniques : décompte des comprimés, renouvellement des ordonnances, dosage du médicament, dosages biologiques indirects (K, uricémie, rénine, enzyme de conversion), pilulier électronique, et des moyens cliniques : variations de la pression artérielle, recherche d'un effet latéral (bradycardie sous β-bloquant).

Le niveau tensionnel n'est pas un marqueur fiable de l'observance.

Un interrogatoire bien conduit sous la forme d'un questionnaire représente une aide efficace pour évaluer l'observance du traitement.

Le test d'évaluation de l'observance permet de dépister une mauvaise observance.

Test d'évaluation de l'observance

1. Ce matin avez-vous oublié de prendre votre médicament ? ❒ oui/non ❒
2. Depuis la dernière consultation avez-vous été en panne de médicament ? ❒ oui/non ❒
3. Vous est-il arrivé de ne pas prendre votre traitement avec retard par rapport à l'heure habituelle ? ❒ oui/non ❒
4. Vous est-il arrivé de ne pas prendre votre traitement parce que certains jous votre mémoire vous fait défaut ? ❒ oui/non ❒
5. Vous est-il arrivé de ne pas prendre votre traitement parce que certains jours vous avez l'impression que votre traitement vous fait plus de mal que de bien ? ❒ oui/non ❒
6. Pensez-vous que vous avez trop de comprimés à prendre ? ❒ oui/non ❒

Interprétation du test :

– Bonne observnce (0 oui)
– Minime problème d'observance (1 ou 2 oui).
– Mauvaise observance ($\geq$ 3 oui)

COMMENT AMÉLIORER L'OBSERVANCE DU TRAITEMENT ANTIHYPERTENSEUR ?

EN AMÉLIORANT LE SUIVI DES PATIENTS HYPERTENDUS

Il ne sert à rien de multiplier les consultations au cabinet médical pour améliorer l'observance.

En revanche, l'instauration de réseaux de prévention comprenant médecins et infirmières pourrait avoir un impact positif.

La surveillance par automesure améliore l'observance du traitement antihypertenseur. Ceci est lié au fait que le patient est responsabilisé et qu'il est encouragé à poursuivre le traitement devant des chiffres tensionnels plus bas que lors des mesures conventionnelles au cabinet médical.

EN OPTIMISANT LE TRAITEMENT ANTIHYPERTENSEUR

L'observance du traitement antihypertenseur peut être améliorée si l'on suit certaines règles simples de prescription :

- il faut préférer la monoprise quotidienne qui est moins contraignante et limite les oublis ;
- il faut privilégier la prise matinale qui est la mieux acceptée par les patients. La prise du soir est souvent oubliée et celle du midi peu adaptée aux patients qui travaillent ;
- il faut expliquer au patient les objectifs et les bénéfices du traitement antihypertenseur qui limite les complications de l'HTA (AVC, insuffisance coronarienne, insuffisance rénale, etc.) et améliore la morbi-mortalité cardiovasculaire à long terme ;
- il faut exposer aux patients les effets secondaires possibles du traitement.

En pratique

L'observance du traitement antihypertenseur :
– est parfois mauvaise ;
– est difficile à apprécier ;
– peut être améliorée par une meilleure prise en charge des patients (réseaux de soins, automesure), par une optimisation du traitement (monoprise quotidienne, prise matinale) et par une information des patients.

39 | Surveillance de l'hypertendu

• La surveillance du patient hypertendu a pour objectif de dépister les complications de la maladie hypertensive.
• Les examens à réaliser ne font pas l'objet de consensus.

Le tableau 39-I résume la surveillance à adopter chez les patients hypertendus.

Tableau 39.I – Surveillance de l'hypertendu

Examens à demander	Quand demander ces examens ?
Surveillance tensionnelle	Mensuellement jusqu'à stabilisation de la PA. Tous les 3 à 6 mois une fois la stabilisation obtenue
ECG	Annuellement sauf symptomatologie nouvelle.
Échographie	Il n'y a pas lieu de réaliser d'échographie cardiaque pour une HTA bien contrôlée sans HVG avérée, ni pathologie cardiaque associée. En pratique, si une échographie initiale a été réalisée, il n'y a pas de raison de renouveler cet examen en l'absence de symptomatologie nouvelle cardiologique.
Épreuve d'effort	• Suspicion d'une maladie coronaire. • Reprise d'une activité sportive chez un hypertendu de plus de 40 ans.
MAPA et automesure	Elles sont à conseiller en cas : • d'HTA qui devient résistante ; • de surveillance d'une HTA traitée avec un effet blouse blanche (automesure annuelle).
Écho-Doppler vasculaire	Non systématique dans l'HTA, à réserver aux patients hypertendus ayant : • des signes d'appel cliniques ; • une HTA vasculaire isolée.
Ionogramme sanguin	Créatinine, kaliémie, protéinurie tous les 2 ans dans l'HTA non compliquée ; tous les ans si atteinte rénale, chez le diabétique et/ou traitement par diurétique, IEC, ARA2.
Bilan métabolique	Glycémie, bilan lipidique tous les 2 ans dans l'HTA non compliquée ; tous les ans si HTA métabolique

Tableau 39.I – Surveillance de l'hypertendu (suite)

Fond d'œil	Pas d'indication systématique dans l'HTA. Il est à réserver à : • l'HTA maligne ; • la baisse d'acuité visuelle chez un hypertendu ; • l'hypertendu diabétique (surveillance annuelle du fond d'œil).

Bibliographie générale

KAPLAN NM. *Clinical Hypertension*. Seventh edition. Baltimore : Williams & Wilkins, 1998 : 444 p.

Recommandations pour la pratique clinique : Prise en charge des patients adultes atteints d'hypertension artérielle essentielle. ANAES avril 2000. http://www.anaes.fr/.

O'BRIEN E, WAEBER B, PARATI G, STAESSEN J, and MYERS MG. Blood pressure measuring devices : recommendations of the European Society of Hypertension. *BMJ* 2001 ; 322 : 531-536.

The seventh report of the Joint National Committee on Prevention, Detection, Evaluation, and Treatment of High Blood Pressure. The JNC 7 Report. *JAMA* 2003 ; 289 : 2560-2572.

Guidelines committee. 2003 European Society of Hypertension-European Society of Cardiology guidelines for the management of hypertension. *J Hypertens* 2003 ; 21 : 1011-1053.

TURNBULL F. Blood pressure lowering treatment trialists' collaboration. Effects of different blood-pressure-lowering regimens on major cardiovascular events : results of prospectively-designed overviews of randomised trials. *Lancet* 2003 ; 362 : 1527-1535.

DE BACKER G, AMBROSIONI E, BORCH-JOHNSEN K, *et al*. European guidelines on cardiovascular disease prevention in clinical practice. Third Joint Task Force of European and Other Societies on Cardiovascular Disease Prevention in Clinical Practice. *Eur Heart J* 2003 ; 24 : 1601-1610.

JULIUS S, KJELDSEN SE, WEBER M, BRUNNER HR, EKMAN S, HANSSON L, HUA T, LARAGH J, MCINNES GT, MITCHELL L, PLAT F, SCHORK A, SMITH B, ZANCHETTI A. VALUE trial group. Outcomes in hypertensive patients at high cardiovascular risk treated with regimens based on valsartan or amlodipine : the VALUE randomised trial. *Lancet* 2004 ; 363 : 2022-2031.

WILLIAMS B, POULTER NR, BROWN MJ, DAVIS M, MCINNES GT, POTTER JF, SEVER PS, THOM SM. BHS guidelines working party, for the British Hypertension Society. British Hypertension Society guidelines for hypertension management 2004 (BHS-IV) : summary. *BMJ* 2004 ; 328 : 634-640.

Index

M

N

O

P

R

S

T

U

401372-(I)-(1)-OSB-A80°-EXE

MASSON Éditeur
21 rue Camille-Desmoulins
92789 Issy-les-Moulineaux Cedex 09
Dépôt légal : novembre 2004

Photocomposition et photogravure
Exegraph – 31380 Villariès

Normandie Roto Impression S.A.S.
61250 Lonrai
Octobre 2004 – N° d'impression 04-2777

Imprimé en France